医药高等职业教育新形态教材

中医适宜技术

（供中医学、中西医结合等专业用）

主　审　周少林

主　编　陈　潇

副主编　王　燕　季　静

编　委　（以姓氏笔画为序）

王　凡（江苏医药职业学院）

王　鸿（江苏医药职业学院）

王　燕（江苏医药职业学院）

吴潇雅（苏州市中医医院）

张涵逸（南京市秦淮区中医医院）

陈　潇（江苏医药职业学院）

季　静（南京脑科医院）

姜文萍（盐城市中医院）

粟　昀（江苏医药职业学院）

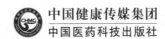

中国健康传媒集团

中国医药科技出版社

内 容 提 要

　　本教材为"医药高等职业教育新形态教材"之一，系根据中医学实践技能课程标准的基本要求，结合中医基层医疗工作的岗位要求以及中医执业助理医师考试大纲编写而成。本教材内容主要有三篇：上篇为基础篇，主要介绍经络与腧穴，涵盖经络系统十四经的循行及中医执业助理医师技能考核范围内的全部腧穴；中篇为技能篇，主要介绍治疗技术，包括中医适宜技术的常用基本操作；下篇为治疗各论，主要介绍常见病的中医适宜技术治疗，包含14个临床常见病的治疗技术。本教材为书网融合教材，配有PPT、习题等数字化教学资源。

　　本教材主要供高职高专院校中医学、中西医结合专业教学使用，也可作为自学本课程及中医执业助理医师考试的参考用书。

图书在版编目（CIP）数据

中医适宜技术/陈潇主编.—北京：中国医药科技出版社，2023.12
医药高等职业教育新形态教材
ISBN 978-7-5214-4339-4

Ⅰ.①中…　Ⅱ.①陈…　Ⅲ.①中医学–高等职业教育–教材　Ⅳ.①R2

中国国家版本馆CIP数据核字（2023）第236145号

美术编辑　陈君杞
版式设计　友全图文

出版　**中国健康传媒集团** ｜ 中国医药科技出版社
地址　北京市海淀区文慧园北路甲22号
邮编　100082
电话　发行：010-62227427　邮购：010-62236938
网址　www.cmstp.com
规格　787 × 1092mm $\frac{1}{16}$
印张　7 $\frac{3}{4}$
字数　160千字
版次　2023年12月第1版
印次　2023年12月第1次印刷
印刷　北京印刷集团有限责任公司
经销　全国各地新华书店
书号　ISBN 978-7-5214-4339-4
定价　**58.00元**

获取新书信息、投稿、为图书纠错，请扫码联系我们。

医药高等职业教育新形态教材

建设指导委员会

医药高等职业教育新形态教材

评审委员会

数字化教材编委会

主　编　陈　潇

副主编　王　燕　季　静

编　委　（以姓氏笔画为序）

王　凡（江苏医药职业学院）

王　鸿（江苏医药职业学院）

王　燕（江苏医药职业学院）

吴潇雅（苏州市中医医院）

张涵逸（南京市秦淮区中医医院）

陈　潇（江苏医药职业学院）

季　静（南京脑科医院）

姜文萍（盐城市中医院）

栗　昀（江苏医药职业学院）

前　言

　　中医适宜技术是指以中医理论为基础，经络腧穴理论为指导，包括针法、灸法、刮痧、拔罐、贴敷等，有着操作简单、方便易学、安全有效、成本低廉等特点的中医传统治疗方法，也称中医传统疗法。随着《基层常见病多发病中医药适宜技术推广实施方案》等文件的颁布，传承、发展并不断创新中医技术迫在眉睫、刻不容缓。中医学界医家不懈努力，向基层医疗卫生机构和技术人员乃至全社会推广应用中医适宜技术，使蕴含中医学精髓和特色的中医适宜技术不断受到广大人民群众的喜爱和信赖。

　　随着基层医疗卫生事业的发展，基层医疗卫生部门需要更多的中医技术技能型人才。高职中医学教育作为培养中医基层医疗卫生技术技能型人才的主要途径，在医疗卫生技术技能型人才输出中占据十分重要的地位。

　　本教材为新型活页式的教材，更加符合高职中医学教育实践技能培养的需求，能够更好地适应高职层次中医学教育理论与实践一体化的课程模式。本教材内容主要有三篇：开篇为基础篇——经络腧穴，主要介绍涵盖经络系统十四经的循行及中医执业助理医师技能考核范围内的腧穴，旨在强化学生经络系统的理论基础；中篇为技能篇——治疗技术，主要介绍中医适宜技术的常用基本操作，旨在提高学生的实践能力；下篇为提升篇——治疗各论，主要介绍临床常见病的治疗技术，旨在强化学生的临床实践能力。其中，技能篇、提升篇除介绍基本的实践技能外，还设有"知识链接""知识拓展"，有利于促进知识全方位融合。本教材为书网融合教材，配有PPT、习题等，使教学资源更加多样化、立体化。

　　本教材与高职中医学教育相适应，与中医基层医疗卫生岗位需求相匹配，与中医执业助理医师考试大纲相吻合，对于训练学生的中医临床思维能力、培养技能起着重要作用，同时在技能中重视学生职业素养的培养。本教材主要供高职高专院校中医学、中西医专业教学使用，也可作为自学本课程及参加中医执业助理医师考试的参考用书。

　　本书在编写过程中，得到了各位编者及其所在单位的大力支持，在此一并表示诚挚的谢意！由于首次尝试活页式教材的编写，书中难免存在疏漏和不足之处，敬请读者不吝赐教，批评指正。

编　者

2023年8月

目 录

上篇 经络腧穴

中篇 治疗技术

下篇　治疗各论

上篇　经络腧穴 ▶

📖 **学习要点**

1.学会常用的腧穴定位方法。

2.能灵活选用腧穴定位方法准确定位腧穴。

3.掌握临床常用腧穴的主治及操作方法。

项目一　经络与腧穴

经络是经脉和络脉的总称，是人体内运行气血、联络脏腑、沟通内外、贯穿上下的通路。经，有路径的含义，经脉贯通上下、沟通内外，是经络系统中的主干，深而在里；络，有网络的含义，络脉是经脉别出的分支，较经脉细小，纵横交错，遍布全身。

腧穴是人体脏腑经络之气输注于体表的特殊部位。腧，亦作"输"，或从简作"俞"，有转输、输注的含义，表示经气转输之义；穴，即孔隙，表示经气所居之处。

腧穴与经络、脏腑、气血密切相关。人体的腧穴既是疾病的反应点，又是针灸的施术部位。经穴均分别归属于各经脉，经脉又隶属于一定的脏腑，故腧穴与经脉、脏腑间有着不可分割的联系。

十二经脉和奇经八脉都有一定的循行路线，十四经均有其所属腧穴。经脉的循行分布与该经的病候和腧穴的主治有内在的联系，熟悉经脉的体表循行路线及其在体内与脏腑和组织的联系，有助于理解各经病候和所属腧穴的主治范围和特点。

腧穴是针灸治疗疾病的特殊部位。针刺腧穴后，通过疏通经脉、调和气血，达到治疗疾病的目的。掌握常用腧穴的定位和主治，熟悉其操作方法，是针灸临床的基本要求。根据国家标准《腧穴名称与定位》的记载，结合中医执业助理医师技能考核大纲，本教材选编了十四经中的109个经穴和10个奇穴。

一、腧穴定位方法

临床中，取穴是否准确，直接影响针灸的疗效。为保证准确取穴，必须掌握好腧穴的定位方法。

腧穴定位的描述采用标准解剖学体位，即身体直立，两眼平视前方，两足并拢，足尖向前，上肢下垂于躯干两侧，掌心向前。常用的腧穴定位方法包括以下四种。

（一）体表解剖标志定位法

体表解剖标志定位法是以人体解剖学的各种体表标志为依据来确定腧穴定位的方法。体表解剖标志，可分为固定标志和活动标志两种。

1.固定标志定位法　指在人体自然姿势下可见的标志，包括由骨节和肌肉所形成的突起或凹陷、五官轮廓、发际、指（趾）甲、乳头、肚脐等。借助固定标志来定位取穴是常用的方法，如鼻尖取素髎、两眉中间取印堂、两乳中间取膻中、脐中旁2寸取天枢、腓骨小头前下方凹陷处取阳陵泉。

2.活动标志定位法　指在人体活动姿势下出现的标志，包括各部的关节、肌肉、肌腱、皮肤随着活动而出现的空隙、凹陷、皱纹、尖端等。例如，微张口，耳屏正中前缘凹陷中取听宫，闭口取下关；屈肘取曲池，展臂取肩髃；拇指上翘取阳溪，掌心向胸取养老等。

常用定穴解剖标志的体表定位方法如下。

第2肋：平胸骨角水平，锁骨下可触及的肋骨即第2肋。

第4肋间隙：男性乳头平第4肋间隙。

第7颈椎棘突：颈后隆起最高且能随头旋转而转动者为第7颈椎棘突。

第2胸椎棘突：直立，两手下垂时，两肩胛骨上角连线与后正中线的交点。

第3胸椎棘突：直立，两手下垂时，两肩胛冈内侧端连线与后正中线的交点。

第7胸椎棘突：直立，两手下垂时，两肩胛骨下角的水平线与后正中线的交点。

第12胸椎棘突：直立，两手下垂时，横平两肩胛骨下角与两髂嵴最高点连线的中点。

第4腰椎棘突：两髂嵴最高点连线与后正中线的交点。

第2骶椎：两髂后上棘连线与后正中线的交点。

骶管裂孔：取尾骨上方左右的骶角，与两骶角平齐的后正中线上。

肘横纹：与肱骨内上髁、外上髁连线相平。

腕掌侧远端横纹：在腕掌部，与豌豆骨上缘、桡骨茎突尖下连线相平。

腕背侧远端横纹：在腕背部，与豌豆骨上缘、桡骨茎突尖下连线相平。

（二）骨度分寸定位法

骨度分寸定位法是指以体表骨节为主要标志，折量全身各部的长度和宽度，定出分寸，以此定位腧穴的方法。详细的骨度分寸见表1-1和图1-1。

表1-1　骨度分寸表

部位	起止点	折量寸	度量法	说明
头面部	眉间（印堂）到前发际正中	3	直寸	用于确定头部经穴的纵向距离
	前发际正中到后发际正中	12	直寸	
	后发际正中到第七颈椎棘突下（大椎）	3	直寸	
	前额两发角（头维）之间	9	横寸	用于确定头前部经穴的横向距离
	耳后两乳突（完骨）之间	9	横寸	用于确定头后部经穴的横向距离
胸腹胁部	胸骨上窝（天突）到胸剑结合（岐骨）	9	直寸	用于确定胸部任脉经穴的纵向距离
	胸剑结合（岐骨）到脐中（神阙）	8	直寸	用于确定上腹部经穴的纵向距离
	脐中（神阙）到耻骨联合上缘（曲骨）	5	直寸	用于确定下腹部经穴的纵向距离
	两乳头之间	8	横寸	用于确定胸腹部经穴的横向距离
	腋窝顶点到第十一肋游离端	12	直寸	用于确定胁部经穴的横向距离
背腰部	肩胛骨内缘到后正中线	3	横寸	用于确定背腰部经穴的横向距离
	肩峰缘到后正中线	8	横寸	用于确定肩背部经穴的横向距离
上肢部	腋前、后纹头到肘横纹（平肘尖）	9	直寸	用于确定臂部经穴的纵向距离
	肘横纹（平肘尖）到腕掌（背）侧横纹	12	直寸	用于确定前臂部经穴的纵向距离
下肢部	耻骨联合上缘到股骨内上髁上缘	18	直寸	用于确定下肢内侧足三阴经经穴的纵向距离
	胫骨内侧髁下缘到内踝尖	13	直寸	
	臀横纹到膝中	14	直寸	用于确定下肢外后侧足三阳经经穴的纵向距离
	股骨大转子到膝中	19	直寸	
	膝中到外踝尖	16	直寸	

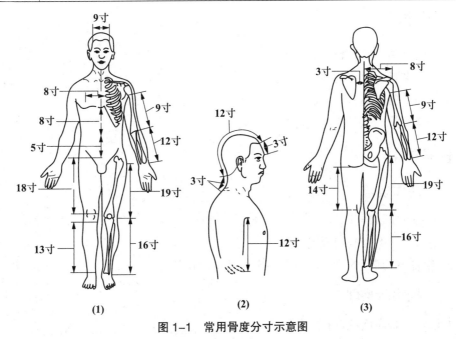

图1-1　常用骨度分寸示意图

（三）手指同身寸定位法

手指同身寸定位法是指依据患者本人手指所规定的分寸以量取腧穴的方法。

1.中指同身寸定位法 以患者中指中节桡侧两端横纹头之间的距离作为1寸。

2.拇指同身寸定位法 以患者拇指的指间关节的宽度作为1寸。

3.横指同身寸定位法 又称"一夫法"，是将患者食指、中指、无名指和小指并拢，以中指中节横纹为准，其四指的宽度作为3寸。

（四）简便定位法

简便定位法是指应用一种简便易行的腧穴定位方法，是在长期的临床实践中总结出来的。如两耳尖直上连线与头部正中线交点处取百会；两虎口平直交叉，食指尖下取列缺等。

任务一　手太阴肺经

任务目标

1.掌握手太阴肺经常用腧穴的主治。

2.熟悉手太阴肺经的循行。

3.能够熟练定位手太阴肺经上的常用腧穴。

4.能够根据腧穴的特性选择适当的操作方法。

任务准备

1.医者准备 仪容仪表、工作服、清洁双手。

2.模特准备 合适的体位（坐位、仰卧位）。

3.物品准备 酒精棉球、消毒洗手液、记号笔、纸巾、水等。

4.操作步骤 擦拭皮肤，定穴，标记。

任务要求

一、动作要求

1.定穴迅速、准确。

2.定穴时间的控制在规定范围。

3.准确描述肺经的循行、腧穴的定位及主治功效等。

二、操作后整理

1.清洁皮肤表面的点和线条痕迹。

2.整理清洁用品。

任务实施

一、经脉循行

手太阴肺经（图1-2），起于中焦，向下联络大肠，再返回沿胃上口穿过横膈，属于肺。从肺系（气管、喉咙部）向外横行至腋窝下，沿上臂内侧下行，循行于手少阴与手厥阴经之前，下至肘中，沿前臂内侧桡骨尺侧缘下行，经寸口动脉搏动处，行至大鱼际，再沿大鱼际桡侧缘循行直达拇指末端。其支脉，从手腕后分出，沿食指桡侧直达食指末端，接手阳明大肠经。

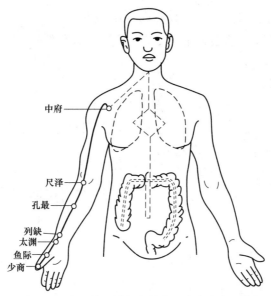

图1-2 手太阴肺经循行及其常用腧穴分布示意图

二、腧穴定位、主治与操作

1.尺泽【合穴】

定位：在肘区，肘横纹上，肱二头肌腱桡侧缘凹陷处。

主治：咳嗽、气喘、咯血、潮热、胸部胀满、咽喉肿痛、小儿惊风、吐泻、肘臂挛痛。

操作：直刺0.8~1.2寸，或点刺出血。

2.孔最【郄穴】

定位：在前臂前区，腕掌侧远端横纹上7寸，尺泽与太渊连线上。

主治：咯血、鼻衄、咳嗽、气喘、咽喉肿痛、痔血、肘臂挛痛。

操作：直刺0.5~1寸。

3.**列缺【络穴；八脉交会穴，通任脉】**

定位：在前臂，腕掌侧远端横纹上1.5寸，拇短伸肌腱与拇长展肌腱之间，拇长展肌腱沟的凹陷中。简便取穴法：两手虎口自然平直交叉，一手食指按在另一手桡骨茎突上，指尖下即是穴。

主治：头痛、项强、咳嗽、气喘、咽喉肿痛、口眼歪斜、齿痛。

操作：向上斜刺0.3~0.5寸。

4.**太渊【输穴；原穴；八脉穴之脉会】**

定位：在腕掌侧横纹桡侧，桡动脉搏动处。

主治：咳嗽、气喘、咽喉肿痛、咯血、胸痛、腕臂痛、无脉症。

操作：避开桡动脉，直刺0.3~0.5寸。

5.**鱼际【荥穴】**

定位：在手外侧，第1掌骨桡侧中点赤白肉际处。

主治：咳嗽、咯血、咽喉肿痛、失音、发热、小儿疳积。

操作：直刺0.5~0.8寸。

6.**少商【井穴】**

定位：在手指，拇指末节桡侧，指甲根角侧上方0.1寸。

主治：咽喉肿痛、发热、咳嗽、鼻衄、昏迷、癫狂、小儿惊风，指肿、麻木。

操作：浅刺0.1~0.2寸，或点刺出血。

任务二　手阳明大肠经

任务目标

1.掌握手阳明大肠经常用腧穴的主治。

2.熟悉手阳明大肠经的循行。

3.能够熟练定位手阳明大肠经上的常用腧穴。

4.能够根据腧穴的特性选择适当的操作方法。

任务准备

1.**医者准备**　仪容仪表、工作服、清洁双手。

2.**模特准备**　合适的体位（坐位、仰卧位）。

3.**物品准备**　酒精棉球、消毒洗手液、记号笔、纸巾、水等。

4.**操作步骤**　擦拭皮肤，定穴，标记。

任务要求

一、动作要求

1.定穴迅速、准确。

2.定穴时间的控制在规定范围。

3.准确描述大肠经的循行、腧穴的定位及主治功效等。

二、操作后整理

1.清洁皮肤表面的点和线条痕迹。

2.整理清洁用品。

任务实施

一、经脉循行

手阳明大肠经（图1-3），从食指末端起始，沿食指桡侧缘，出第一、二掌骨间、进入两筋（拇长伸肌腱和拇短伸肌腱）之间，沿前臂桡侧，进入肘外侧，经上臂外侧前缘上行肩部，出肩峰部前边，向上交会颈部，下入缺盆（锁骨上窝），络于肺，下行通过横膈，属于大肠。其颈部支脉，从缺盆部上行颈旁，通过面颊，进入下齿槽，出来夹口旁，交会人中部，左脉右行，右脉左行，止于对侧鼻孔旁，接足阳明胃经。

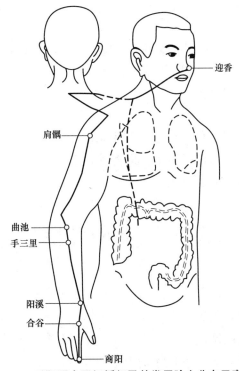

迎香

肩髃

曲池

手三里

阳溪

合谷

商阳

图1-3　手阳明大肠经循行及其常用腧穴分布示意图

二、腧穴定位、主治与操作

1.商阳【井穴】

定位：在手指，食指末节桡侧，指甲根角侧上方0.1寸。

主治：咽喉肿痛、齿痛、耳聋、手指麻木、热病、昏迷。

操作：浅刺0.1~0.2寸，或点刺出血。

2.合谷【原穴】

定位：在手背，第2掌骨桡侧的中点处。

主治：头痛、齿痛、目赤肿痛、鼻衄、咽喉肿痛、牙关紧闭、口歪、耳聋、痄腮，热病、无汗、多汗、腹痛、便秘、经闭、滞产，上肢疼痛、不遂。

操作：直刺0.5~1寸。

3.手三里

定位：在前臂，肘横纹下2寸，阳溪与曲池连线上。

主治：齿痛颊肿、肩臂麻痛、上肢不遂、腹痛、腹泻。

操作：直刺0.8~1.2寸。

4.曲池【合穴】

定位：在肘区，尺泽与肱骨外上髁连线的中点处。

主治：热病、咽喉肿痛、齿痛、目赤肿痛、头痛、眩晕、癫狂，上肢不遂、手臂肿痛、瘰疬、瘾疹、腹痛、吐泻、高血压。

操作：直刺1~1.5寸。

5.肩髃

定位：在三角肌区，肩峰外侧缘前端与肱骨大结节两骨间凹陷中。

主治：肩臂挛痛不遂、瘾疹、瘰疬。

操作：直刺或向下斜刺0.8~1.5寸。

6.迎香

定位：在面部，鼻翼外缘中点旁，鼻唇沟中。

主治：鼻塞、鼻衄、口歪、面痒、胆道蛔虫症。

操作：斜刺或平刺0.3~0.5寸。

任务三 足阳明胃经

任务目标

1.掌握足阳明胃经常用腧穴的主治。

2.熟悉足阳明胃经的循行。

3.能够熟练定位足阳明胃经上的常用腧穴。

4.能够根据腧穴的特性选择适当的操作方法。

任务准备

1.医者准备 仪容仪表、工作服、清洁双手。

2.模特准备 合适的体位（坐位、仰卧位）。

3.物品准备 酒精棉球、消毒洗手液、记号笔、纸巾、水等。

4.操作步骤 擦拭皮肤，定穴，标记。

任务要求

一、动作要求

1.定穴迅速、准确。

2.定穴时间的控制在规定范围。

3.准确描述胃经的循行、腧穴的定位及主治功效等。

二、操作后整理

1.清洁皮肤表面的点和线条痕迹。

2.整理清洁用品。

任务实施

一、经脉循行

足阳明胃经（图1-4），起于鼻翼两旁，上行鼻根部，与足太阳经相交于目内眦，向下沿鼻柱外侧，入上齿中，还出，环绕嘴唇，在颏唇沟处左右相交，退回沿下颌骨后下缘经下颌角上行过耳前，沿发际，到达前额。其面部支脉沿着喉咙下行，进入缺盆部，向下通过横膈，属于胃，联络脾脏。其缺盆部直行的脉沿乳房内侧，向下挟脐旁，进入少腹气冲部；胃下口部支脉沿着腹里向下到气冲会合，再由此下行至髀关，至膝关节中，沿着胫骨外侧前缘，下经足跗，进入第2足趾外侧端；胫部支脉从膝下三寸处分出，进入足中趾外侧端；足跗部支脉从足背分出，进入足大趾内侧端，接足太阴脾经。

二、腧穴定位、主治与操作

1.地仓

定位：在面部，口角旁开0.4寸。

主治：口歪、流涎、眼睑𥆨动。

操作：斜刺或平刺0.5~0.8寸，或像颊车方向透刺1.5~2寸。

2.颊车

定位：在面部，下颌角前上方一横指（中指）。

主治：口歪、颊肿、齿痛、牙关不利。

操作：斜刺或平刺0.3~0.5寸，或向地仓方向透刺1~2寸。

9

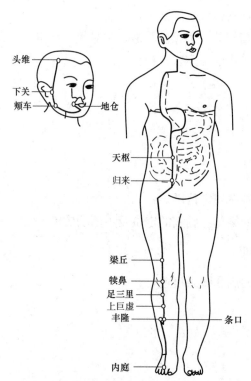

图 1-4 足阳明胃经循行及其常用腧穴分布示意图

3.下关

定位：在面部，当颧弓下缘中央与下颌切迹之间凹陷中。

主治：耳聋、耳鸣、聤耳、齿痛、口歪、面痛。

操作：直刺或斜刺0.5~1寸。

4.头维

定位：在头部，额角发际直上0.5寸，头正中线旁开4.5寸。

主治：头痛、眩晕、目痛、迎风流泪、眼睑瞤动。

操作：向后平刺0.5~0.8寸，或横刺透率谷。

5.天枢【大肠募穴】

定位：在腹部，横平脐中，前正中线旁开2寸。

主治：腹胀肠鸣、绕脐腹痛、便秘、泄泻、痢疾、月经不调、痛经。

操作：直刺1~1.5寸。

6.归来

定位：在下腹部，脐中下4寸，前正中线旁开2寸。

主治：腹痛、疝气、闭经、月经不调、阴挺、带下。

操作：直刺1~1.5寸。

7.梁丘【郄穴】

定位：在股前区，髌底上2寸，股外侧肌与股直肌肌腱之间。

主治：急性腹痛、乳痈、膝关节肿痛、下肢不遂。

操作：直刺1~1.5寸。

8.犊鼻

定位：在膝前区，在髌韧带外侧凹陷中。

主治：膝关节肿痛、屈伸不利。

操作：屈膝90°，向后内斜刺1~1.5寸。

9.足三里【合穴；胃下合穴】

定位：在小腿外侧，犊鼻下3寸，距胫骨前缘一横指（中指）。

主治：胃痛、呕吐、噎膈、腹胀、腹痛、泄泻、痢疾、便秘、乳痈、下肢痹痛、水肿、失眠、癫狂、脚气、虚劳羸瘦。

操作：直刺1~1.5寸。

10.上巨虚【大肠下合穴】

定位：在小腿外侧，犊鼻下6寸，距胫骨前缘一横指（中指）。

主治：肠鸣、腹痛、泄泻、便秘、肠痈、下肢痿痹、脚气。

操作：直刺1~1.5寸。

11.条口

定位：在小腿外侧，犊鼻下8寸，距胫骨前缘一横指（中指）。

主治：下肢痿痹、转筋、跗肿、肩臂痛。

操作：直刺1~2寸，可透承山。

12.丰隆【络穴】

定位：在小腿外侧，外踝尖上8寸，胫骨前肌的外缘。

主治：咳嗽、痰多、哮喘、头痛、眩晕、癫狂、下肢痿痹。

操作：直刺1~1.5寸。

13.内庭【荥穴】

定位：在足背，第2、3趾间，趾蹼缘后方赤白肉际处。

主治：齿痛、咽喉肿痛、口歪、鼻衄、热病、腹痛、腹胀、便秘、痢疾、足背肿痛。

操作：直刺或向上斜刺0.5~1寸。

任务四　足太阴脾经

任务目标

1.掌握足太阴脾经常用腧穴的主治。

2.熟悉足太阴脾经的循行。

3.能够熟练定位足太阴脾经上的常用腧穴。

4.能够根据腧穴的特性选择适当的操作方法。

任务准备

1.医者准备 仪容仪表、工作服、清洁双手。

2.模特准备 合适的体位（坐位、仰卧位）。

3.物品准备 酒精棉球、消毒洗手液、记号笔、纸巾、水等。

4.操作步骤 擦拭皮肤，定穴，标记。

任务要求

一、动作要求

1.定穴迅速、准确。

2.定穴时间的控制在规定范围。

3.准确描述脾经的循行、腧穴的定位及主治功效等。

二、操作后整理

1.清洁皮肤表面的点和线条痕迹。

2.整理清洁用品。

任务实施

一、经脉循行

足太阴脾经（图1-5），起于足大趾内侧端，沿内侧赤白肉际，上行过内踝的前缘，沿小腿内侧正中线上行，在内踝上8寸处，交出足厥阴肝经之前，上行沿大腿内侧前缘，进入腹部，属脾，络胃；向上穿过膈肌，沿食道两旁，连舌本，散舌下。其支脉，从胃别出，上行通过膈肌，注心中，接手少阴心经。

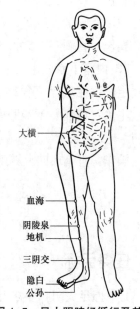

图1-5 足太阴脾经循行及其常用腧穴分布示意图

二、腧穴定位、主治与操作

1.隐白【井穴】

定位：在足趾，大趾末节内侧，趾甲根角侧后方0.1寸。

主治：月经过多、崩漏、便血、尿血、吐血、腹满、腹胀、癫狂、多梦、惊风。

操作：浅刺0.1~0.2寸，或三棱针点刺出血。

2.公孙【络穴；八脉交会穴，通冲脉】

定位：在跖区，第1跖骨底的前下缘赤白肉际处。

主治：胃痛、呕吐、饮食不化、肠鸣腹胀、腹痛、泄泻、痢疾、心痛、胸闷、烦心失眠。

操作：直刺0.5~1寸。

3.三阴交【足三阴经之交汇穴】

定位：在小腿内侧，内踝尖上3寸，胫骨内侧缘后方。

主治：月经不调、崩漏、经闭、带下、阴挺、不孕、滞产、难产、产后血晕、恶露不尽、遗精、阳痿、阴茎痛、疝气、小便不利、遗尿、水肿，肠鸣腹胀、腹泻、便秘，失眠、心悸、眩晕、高血压，下肢痿痹、阴虚诸症。

操作：直刺1~1.5寸。孕妇禁针。

4.地机【郄穴】

定位：在小腿内侧，阴陵泉下3寸，胫骨内侧缘后际。

主治：痛经、崩漏、月经不调、遗精、腹胀、腹痛、泄泻、小便不利、水肿、腰痛、下肢痿痹。

操作：直刺1~1.5寸。

5.阴陵泉【合穴】

定位：在小腿内侧，胫骨内侧髁下缘与胫骨内侧缘之间的凹陷中。

主治：腹胀、泄泻、水肿、黄疸、小便不利或失禁、阴茎痛、遗精、妇人阴痛、带下、膝痛。

操作：直刺1~2寸。

6.血海

定位：在股前区，髌底内侧端上2寸，股内侧肌隆起处。简便取穴法：患者屈膝，医者以左手掌心按于患者右膝髌骨上缘，第2~5指向上伸直，拇指约呈45°，拇指尖下是穴。

主治：月经不调、痛经、经闭、崩漏、股内侧痛，瘾疹、湿疹、丹毒。

操作：直刺1~1.5寸。

7.大横

定位：在腹中部，脐中旁开4寸。

主治：腹痛、泄泻、便秘。

操作：直刺1~1.5寸。

任务五　手少阴心经

任务目标

1.掌握手少阴心经常用腧穴的主治。
2.熟悉手少阴心经的循行。
3.能够熟练定位手少阴心经上的常用腧穴。
4.能够根据腧穴的特性选择适当的操作方法。

任务准备

1.**医者准备**　仪容仪表、工作服、清洁双手。
2.**模特准备**　合适的体位（坐位、仰卧位）。
3.**物品准备**　酒精棉球、消毒洗手液、记号笔、纸巾、水等。
4.**操作步骤**　擦拭皮肤，定穴，标记。

任务要求

一、动作要求

1.定穴迅速、准确。
2.定穴时间的控制在规定范围。
3.准确描述心经的循行、腧穴的定位及主治功效等。

二、操作后整理

1.清洁皮肤表面的点和线条痕迹。
2.整理清洁用品。

任务实施

一、经脉循行

手少阴心经（图1-6），起于心中，出属心系；向下贯穿膈肌，联络小肠。其支脉，从心系向上，夹着食道上端两旁，连系目系（眼球与脑相连的组织）；其直行经脉，从心系上肺，斜走出于腋下，沿上肢内侧后缘，行于手太阴经和手厥阴心包经的后侧，到达肘窝；再沿前臂内侧后缘，到手掌后豌豆骨部，进入掌中，沿小指桡侧出其末端，接手太阳小肠经。

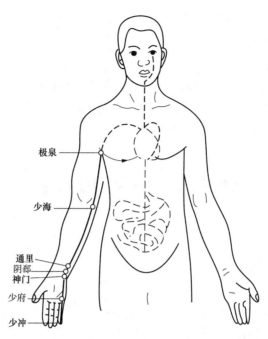

图 1-6　手少阴心经循行及其常用腧穴分布示意图

二、腧穴定位、主治与操作

1.少海【合穴】

定位：在肘前区，横平肘横纹，肱骨内上髁前缘。

主治：心痛、腋胁痛、肘臂挛痛、手颤、瘰疬。

操作：向桡侧直刺0.5~1寸。

2.通里【络穴】

定位：在前臂掌侧，尺侧腕屈肌腱的桡侧缘，腕掌侧远端横纹上1寸。

主治：暴喑、舌强不语、心悸、怔忡、腕臂痛。

操作：直刺0.3~0.5寸。

3.阴郄【郄穴】

定位：在前臂掌侧，尺侧腕屈肌腱的桡侧缘，腕掌侧远端横纹上0.5寸。

主治：心痛、惊悸、吐血、衄血、骨蒸盗汗、暴喑。

操作：避开尺动、静脉，直刺0.3~0.5寸。

4.神门【输穴；原穴】

定位：在腕部，腕掌侧远端横纹尺侧端，尺侧腕屈肌腱的桡侧缘。

主治：失眠、健忘、痴呆、癫狂、心痛、心烦、惊悸。

操作：避开尺动、静脉，直刺0.3~0.5寸。

5.少府【荥穴】

定位：在手掌，横平第5掌指关节近端，第4~5掌骨之间。

主治：心悸、胸痛、小便不利、遗尿、阴痒痛、小指挛痛、掌中热。

操作：直刺0.3~0.5寸。

6.少冲【井穴】

定位：在手指，小指末节桡侧，指甲根角侧上方0.1寸。

主治：心悸、心痛、癫狂、热病、昏迷、胸胁痛。

操作：浅刺0.1~0.2寸，或点刺出血。

任务六　手太阳小肠经

任务目标

1.掌握手太阳小肠经常用腧穴的主治。

2.熟悉手太阳小肠经的循行。

3.能够熟练定位手太阳小肠经上的常用腧穴。

4.能够根据腧穴的特性选择适当的操作方法。

任务准备

1.医者准备　仪容仪表、工作服、清洁双手。

2.模特准备　合适的体位（坐位、仰卧位）。

3.物品准备　酒精棉球、消毒洗手液、记号笔、纸巾、水等。

4.操作步骤　擦拭皮肤，定穴，标记。

任务要求

一、动作要求

1.定穴迅速、准确。

2.定穴时间的控制在规定范围。

3.准确描述小肠经的循行、腧穴的定位及主治功效等。

二、操作后整理

1.清洁皮肤表面的点和线条痕迹。

2.整理清洁用品。

任务实施

一、经脉循行

手太阳小肠经（图1-7），起于手小指尺侧端，沿手掌尺侧缘上行，出尺骨茎突，沿前臂后边尺侧直上，出尺骨鹰嘴和肱骨内上髁之间，向上沿上臂外侧后缘，到达肩关节，绕行肩胛，在大椎穴与督脉相会，向下进入缺盆，深入体腔，联络心，沿食管下行，贯穿膈肌，到达胃部，属于小肠。其支脉，从缺盆沿颈上颊，到目外眦，向后折入耳中。另一支脉，从颊部分出，行至眶下，到达鼻旁，至目内眦，斜行络于颧部，接足太阳膀胱经。

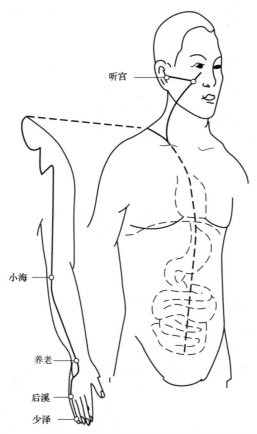

图 1-7　手太阳小肠经循行及其常用腧穴分布示意图

二、腧穴定位、主治和操作

1.少泽【井穴】

定位：在手指，小指末节尺侧，指甲根角侧上方0.1寸。

主治：昏迷、热病、乳汁少、乳痈、头痛、目翳、咽喉肿痛、耳聋耳鸣。

操作：浅刺0.1~0.2寸，或点刺出血。

2.后溪【输穴；八脉交会穴，通督脉】

定位：在手内侧，第5掌指关节尺侧近侧赤白肉际凹陷中。

主治：头项强痛、腰背痛、目赤、耳聋、咽喉肿痛、癫狂、疟疾、手指及肘臂挛痛。

操作：直刺0.5~0.8寸，或向合谷方向透刺。

3.养老【郄穴】

定位：在前臂后区，腕背横纹上1寸，尺骨头桡侧凹陷中。

主治：目视不明、头痛、面痛，肩、背、肘、臂酸痛，急性腰痛、项强。

操作：直刺0.5~0.8寸。

4.天宗

定位：在肩胛区，肩胛冈中点与肩胛骨下角连线的上1/3与下2/3交点凹陷中，平第四胸椎。

主治：肩胛痛、乳痈、气喘。

操作：直刺或向四周斜刺0.5~1寸。

5.听宫

定位：在面部，耳屏正中与下颌骨髁状突之间的凹陷中。

主治：耳鸣、耳聋、聤耳、齿痛、癫狂。

操作：张口，直刺0.5~1寸。

任务七　足太阳膀胱经

任务目标

1.掌握足太阳膀胱经经常用腧穴的主治。

2.熟悉足太阳膀胱经的循行。

3.能够熟练定位足太阳膀胱经上的常用腧穴。

4.能够根据腧穴的特性选择适当的操作方法。

任务准备

1.**医者准备**　仪容仪表、工作服、清洁双手。

2.**模特准备**　合适的体位（坐位、仰卧位、侧卧位）。

3.**物品准备**　酒精棉球、消毒洗手液、记号笔、纸巾、水等。

4.**操作步骤**　擦拭皮肤，定穴，标记。

任务要求

一、动作要求

1.定穴迅速、准确。

2.定穴时间的控制在规定范围。

3.准确描述膀胱经的循行、腧穴的定位及主治功效等。

二、操作后整理

1.清洁皮肤表面的点和线条痕迹。
2.整理清洁用品。

任务实施

一、经脉循行

足太阳膀胱经（图1-8），起始于内眼角，向上过额部，与督脉交会于头顶。其支脉，从头顶分出到耳上角。其直行经脉，从头顶入颅内络脑，再浅出沿枕项部下行，从肩胛内侧脊柱两旁下行到达腰部，进入脊旁肌肉，入内络于肾，属于膀胱。一支脉从腰中分出，向下夹脊旁，通过臀部，进入窝中；另一支脉从左右肩胛内侧分别下行，穿过脊旁肌肉，经过髋关节部，沿大腿外侧后缘下行，会合于腘窝内，向下经过腓肠肌，出外踝后方，沿第5跖骨粗隆，至小趾外侧末端，接足少阴肾经。

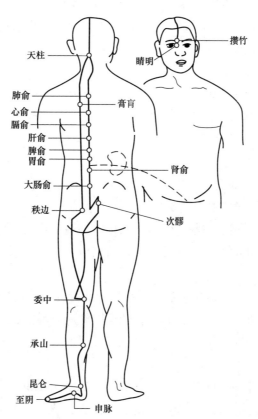

图1-8　足太阳膀胱经循行及其常用腧穴分布示意图

二、腧穴定位、主治与操作

1.睛明

定位：在面部，目内眦内上方眶内侧壁凹陷中。

主治：视物不明、近视、夜盲、色盲、目翳、目赤肿痛、迎风流泪、急性腰痛。

操作：嘱患者闭眼，医者押手轻轻固定眼球，刺手持针，于眼眶和眼球之间缓慢刺入0.5~1寸，不宜提插捻转，不宜灸。

2.攒竹

定位：在面部，眉头凹陷中，额切迹处。

主治：头痛、眉棱骨痛、目视不明、目赤肿痛、迎风流泪，面瘫、面痛，腰痛。

操作：平刺0.5~0.8寸。

3.天柱

定位：在颈后区，横平第2颈椎棘突上际，斜方肌外缘凹陷中。

主治：头晕、眩晕、头痛，项强、肩背痛，鼻塞、视物不明。

操作：直刺或斜刺0.5~0.8寸，不可向内上方深刺。

4.肺俞

定位：在脊柱区，第3胸椎棘突下，后正中线旁开1.5寸。

主治：咳嗽、咯血、气喘、鼻塞，骨蒸潮热、盗汗，皮肤瘙痒、瘾疹。

操作：斜刺0.5~0.8寸。

5.心俞

定位：在脊柱区，第5胸椎棘突下，后正中线旁开1.5寸。

主治：心痛、心悸、胸闷、心烦、失眠、健忘、癫狂，气短、咳嗽、吐血、盗汗。

操作：斜刺0.5~0.8寸。

6.膈俞【八会穴之血会】

定位：在脊柱区，第7胸椎棘突下，后正中线旁开1.5寸。

主治：胃脘痛、呃逆、噎膈、便血、咳嗽、气喘、吐血、潮热、盗汗、瘾疹。

操作：斜刺0.5~0.8寸。

7.肝俞

定位：在脊柱区，第9胸椎棘突下，后正中线旁开1.5寸。

主治：胁痛、黄疸、脊背痛，目疾、吐血、衄血、癫狂、眩晕。

操作：斜刺0.5~0.8寸。

8.脾俞

定位：在脊柱区，第11胸椎棘突下，后正中线旁开1.5寸。

主治：腹胀、黄疸、呕吐、泄泻、痢疾、便血、纳呆、水肿。

操作：直刺0.5~1寸。

9.胃俞

定位：在脊柱区，第12胸椎棘突下，后正中线旁开1.5寸。

主治：胃脘痛、呕吐、腹胀、肠鸣、胸胁痛。

操作：直刺0.5~1寸。

10.肾俞

定位：在脊柱区，第2腰椎棘突下，后正中线旁开1.5寸。

主治：遗精、阳痿、月经不调、白带、遗尿、小便不利、水肿，耳聋、耳鸣、咳嗽、气喘，腰痛。

操作：直刺0.5~1寸。

11.大肠俞

定位：在脊柱区，第4腰椎棘突下，后正中线旁开1.5寸。

主治：腹胀，泄泻，小便不利、遗尿，腰痛。

操作：直刺0.5~1.2寸。

12.次髎

定位：在骶区，正对第2骶后孔中。

主治：月经不调、痛经、带下、小便不利、遗精、阳痿，腰骶痛、下肢痿痹。

操作：直刺1~1.5寸。

13.委中【合穴；膀胱下合穴】

定位：在膝后区，腘横纹中点。

主治：腰痛、半身不遂、下肢痿痹，腹痛、吐泻、遗尿、小便不利，丹毒、瘾疹、皮肤瘙痒、疔疮。

操作：直刺1~1.5寸，或用三棱针点刺腘静脉出血。

14.膏肓

定位：在脊柱区，第4胸椎棘突下，后正中线旁开3寸。

主治：咳嗽、气喘、肺痨、盗汗，遗精、健忘、消瘦乏力。

操作：斜刺0.5~0.8寸。

15.秩边

定位：在骶区，横平第4骶后孔，骶正中嵴旁开3寸。

主治：腰腿痛、下肢痿痹、痔疾、便秘、小便不利、阴痛。

操作：直刺1.5~3寸。

16.承山

定位：在小腿后区，腓肠肌两肌腹与肌腱交角处。

主治：痔疾、便秘、脚气、腰腿拘急疼痛。

操作：直刺1~2寸。

17.昆仑【经穴】

定位：在踝区，外踝尖与跟腱之间的凹陷中。

主治：头痛、项强、目眩、鼻衄、腰痛、足跟肿痛，难产、癫痫。

操作：直刺0.5~0.8寸。

18.申脉【八脉交会穴，通阳跷脉】

定位：在踝区，外踝尖直下，外踝下缘与跟腱之间凹陷中。

主治：头痛、眩晕、失眠、嗜睡、癫狂，眼睑下垂，项强、腰腿痛、足外翻。

操作：直刺0.3~0.5寸。

19.至阴【井穴】

定位：在足小趾末节外侧，趾甲根角侧后方0.1寸。

主治：胎位不正、难产、胞衣不下，头痛、目痛、鼻塞、鼻衄。

操作：浅刺0.1寸，或点刺出血，胎位不正用灸法。

任务八　足少阴肾经

任务目标

1.掌握足少阴肾经常用腧穴的主治。

2.熟悉足少阴肾经的循行。

3.能够熟练定位足少阴肾经上的常用腧穴。

4.能够根据腧穴的特性选择适当的操作方法。

任务准备

1.**医者准备**　仪容仪表、工作服、清洁双手。

2.**模特准备**　合适的体位（坐位、仰卧位）。

3.**物品准备**　酒精棉球、消毒洗手液、记号笔、纸巾、水等。

4.**操作步骤**　擦拭皮肤，定穴，标记。

任务要求

一、动作要求

1.定穴迅速、准确。

2.定穴时间的控制在规定范围。

3.准确描述肾经的循行、腧穴的定位及主治功效等。

二、操作后整理

1.清洁皮肤表面的点和线条痕迹。

2.整理清洁用品。

任务实施

一、经脉循行

足少阴肾经（图1-9），起于足小趾下面，斜走足心，行舟状骨粗隆下，沿内踝后缘，向下进入足跟，沿小腿内侧向上，过腘内侧，沿大腿内侧后缘上行，穿过脊柱，属于肾，络于膀胱。其直行支脉于腹腔内，从肾上行，穿过肝和膈，进入肺，沿喉咙，夹舌根两旁；另一分支从肺中分出，络心，流注于胸中，接手厥阴心包经。

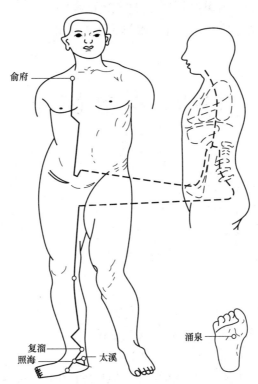

俞府

复溜
照海　　太溪

涌泉

图 1-9　足少阴肾经循行及其常用腧穴分布示意图

二、腧穴定位、主治与操作

1.涌泉【井穴】

定位：在足底，屈足卷趾时足心最凹陷中。

主治：头痛、眩晕、小儿惊风，癫狂、失眠，小便不利、大便难，咽喉痛、舌干、失音、足心热。

操作：直刺0.5~1寸。

2.太溪【输穴；原穴】

定位：在踝区，内踝尖与跟腱之间的凹陷中。

主治：月经不调、遗精、阳痿、小便频数、消渴、腰脊痛、下肢痹痛，头痛、目眩、咽喉肿痛、齿痛、耳聋、耳鸣、咳嗽、气喘、咯血、失眠、健忘。

操作：直刺0.5~1寸。

3.照海【八脉交会穴，通阴跷脉】

定位：在踝区，内踝尖下1寸，内踝下缘边际凹陷中。

主治：月经不调、痛经、赤白带下、阴挺、阴痒、小便频数，咽喉干燥、目赤肿痛，痫证、失眠。

操作：直刺0.5~0.8寸。

4.复溜【经穴】

定位：在小腿内侧，内踝尖上2寸，跟腱的前缘。

主治：水肿、泄泻、腹胀，盗汗、身热无汗或汗出不止，下肢痿痹、腰脊强痛。

操作：直刺0.5~1寸。

任务九　手厥阴心包经

任务目标

1.掌握手厥阴心包经常用腧穴的主治。
2.熟悉手厥阴心包经的循行。
3.能够熟练定位手厥阴心包经上的常用腧穴。
4.能够根据腧穴的特性选择适当的操作方法。

任务准备

1.**医者准备**　仪容仪表、工作服、清洁双手。
2.**模特准备**　合适的体位（坐位、仰卧位）。
3.**物品准备**　酒精棉球、消毒洗手液、记号笔、纸巾、水等。
4.**操作步骤**　擦拭皮肤，定穴，标记。

任务要求

一、动作要求

1.定穴迅速、准确。
2.定穴时间的控制在规定范围。
3.准确描述心包经的循行、腧穴的定位及主治功效等。

二、操作后整理

1.清洁皮肤表面的点和线条痕迹。

2.整理清洁用品。

任务实施

一、经脉循行

手厥阴心包经（图1-10）起于胸中，浅出属于心包络，向下贯穿横膈，自胸至腹依次联络上、中、下三焦。其支脉，从胸中出走胁部，在腋下3寸处再向上行至腋窝，沿上臂内侧下行，于手太阴肺经、手少阴心经之间，进入肘中，再下行前臂，沿桡侧腕屈肌腱与掌长肌腱的中间，进入掌中，沿中指出其末端；其支脉，从掌中分出，循行至无名指尺侧端，接手少阳三焦经。

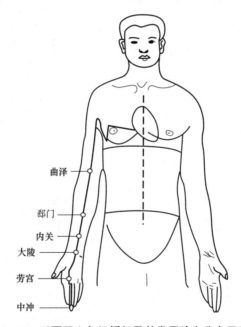

图1-10 手厥阴心包经循行及其常用腧穴分布示意图

二、腧穴定位、主治与操作

1.曲泽【合穴】

定位：肘横纹上，肱二头肌腱的尺侧缘凹陷。

主治：心痛、心悸，热病、中暑，胃痛、呕吐、泄泻，肘臂挛痛。

操作：直刺1~1.5寸，或用三棱针点刺出血。

2.郄门【郄穴】

定位：在前臂前区，腕掌侧远端横纹上5寸，掌长肌腱与桡侧腕屈肌腱之间。

主治：心痛、心悸，呕血、咯血，疔疮、痫证。

操作：直刺0.5~1寸。

3.内关【络穴；八脉交会穴，通阴维脉】

定位：在前臂前区，腕掌侧远端横纹上2寸，掌长肌腱与桡侧腕屈肌腱之间。

主治：心痛、心悸、胸闷，癫狂、痫症、失眠，胃痛、恶心、呕吐、呃逆，肘臂挛痛。

操作：直刺0.5~1寸。

4.大陵【输穴；原穴】

定位：在腕掌侧远端横纹中点处，掌长肌腱与桡侧腕屈肌腱之间。

主治：心痛、心悸、癫狂，胃痛，呕吐，手腕麻痛、胸胁胀痛。

操作：直刺0.3~0.5寸。

5.劳宫【荥穴】

定位：在掌区，横平第3掌指关节近端，第2~3掌骨之间偏于第3掌骨。简便取穴：半握拳，中指尖下是穴。

主治：中风昏迷、中暑、癫狂，口疮、口臭、鼻衄，心痛、呕吐。

操作：直刺0.3~0.5寸。

6.中冲【井穴】

定位：在手指，中指末端最高点。

主治：中风昏迷、中暑、小儿惊风、热病、心痛、心烦，舌强肿痛。

操作：浅刺0.1寸，或点刺出血。

任务十　手少阳三焦经

任务目标

1.掌握手少阳三焦经常用腧穴的主治。

2.熟悉手少阳三焦经的循行。

3.能够熟练定位手少阳三焦经上的常用腧穴。

4.能够根据腧穴的特性选择适当的操作方法。

任务准备

1.**医者准备**　仪容仪表、工作服、清洁双手。

2.**模特准备**　合适的体位（坐位、仰卧位）。

3.**物品准备**　酒精棉球、消毒洗手液、记号笔、纸巾、水等。

4.**操作步骤**　擦拭皮肤，定穴，标记。

任务要求

一、动作要求

1.定穴迅速、准确。

2.定穴时间的控制在规定范围。

3.准确描述三焦经的循行、腧穴的定位及主治功效等。

二、操作后整理

1.清洁皮肤表面的点和线条痕迹。

2.整理清洁用品。

任务实施

一、经脉循行

手少阳三焦经（图1-11），起于无名指尺侧末端，向上经小指与无名指之间、手腕背侧，上达前臂外侧，沿桡骨和尺骨之间，过肘尖，沿上臂外侧上行至肩部，交出足少阳经之后，进入缺盆部，分布于胸中，散络于心包，向下通过横膈，从胸至腹，依次属上、中、下三焦。其支脉，从胸中分出，进入缺盆部，上行经颈项旁，经耳后直上出于耳上方，再下行至面颊部，到达眼眶下部；另一支脉，从耳后分出，进入耳中，再浅出到耳前，经上关、面颊到目外眦，接足少阳胆经。

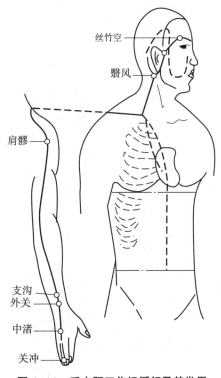

图1-11 手少阳三焦经循行及其常用
腧穴分布示意图

二、腧穴定位、主治与操作

1.中渚【输穴】

定位：在手背，第4~5掌骨间，第4掌指关节近端凹陷中。

主治：头痛、耳鸣、耳聋、目赤、咽喉肿痛，热病、消渴、疟疾，手指屈伸不利、肘臂肩背疼痛。

操作：直刺0.3~0.5寸。

2.外关【络穴；八脉交会穴，通阳维脉】

定位：在前臂背侧，腕背侧远端横纹上2寸，尺骨与桡骨间隙中点。

主治：头痛、耳鸣、耳聋、目赤肿痛，热病、胸胁痛、上肢痿痹。

操作：直刺0.5~1寸。

3.支沟【经穴】

定位：在前臂背侧，腕背侧远端横纹上3寸，尺骨与桡骨间隙中点。

主治：便秘、热病，胁肋痛、落枕，耳鸣、耳聋。

操作：直刺0.5~1寸。

4.肩髎

定位：在三角肌区，肩峰角与肱骨大结节两骨间凹陷中。

主治：肩臂挛痛不遂。

操作：直刺0.8~1.2寸。

5.翳风

定位：在颈部，耳垂后方，乳突下端前方凹陷中。

主治：耳鸣、耳聋、聤耳，口歪、牙关紧闭、齿痛、呃逆，瘰疬、颊肿。

操作：直刺0.5~1寸。

6.丝竹空

定位：在面部，眉梢凹陷中。

主治：目赤肿痛、眼睑瞤动、目眩，头痛、癫狂。

操作：平刺0.3~0.5寸。

任务十一　足少阳胆经

任务目标

1.掌握足少阳胆经常用腧穴的主治。

2.熟悉足少阳胆经的循行。

3.能够熟练定位足少阳胆经上的常用腧穴。

4.能够根据腧穴的特性选择适当的操作方法。

任务准备

1.医者准备　仪容仪表、工作服、清洁双手。

2.模特准备　合适的体位（坐位、仰卧位、俯卧位）。

3.物品准备　酒精棉球、消毒洗手液、记号笔、纸巾、水等。

4.操作步骤　擦拭皮肤，定穴，标记。

任务要求

一、动作要求

1.定穴迅速、准确。

2.定穴时间的控制在规定范围。

3.准确描述胆经的循行、腧穴的定位及主治功效等。

二、操作后整理

1.清洁皮肤表面的点和线条痕迹。

2.整理清洁用品。

任务实施

一、经脉循行

足少阳胆经（图1-12），起于目外眦，上行额角部，下行至耳后，沿颈项部至肩上，下入缺盆。耳部分支，从耳后进入耳中，出走耳前到目外眦后方。外眦部支脉，从目外下走大迎，会合于手少阳经到达目眶下，行经颊车，由颈部下行，与前脉在缺盆部会合，再向下进入胸中，穿过横膈，络肝，属胆，再沿胁肋内下行至腹股沟动脉部，绕外阴部毛际横行入髋关节部。其直行经脉，从缺盆下行，经腋部、侧胸部、胁肋部，再下行与前脉会合于髋关节部，再向下沿着大腿外侧、膝外缘下行经腓骨之前，至外踝前，沿足背部，进入第4趾外侧。足背部分支，从足背上分出，沿第1、2跖骨间，出于大趾端，穿过趾甲，出趾背毫毛部，接足厥阴肝经。

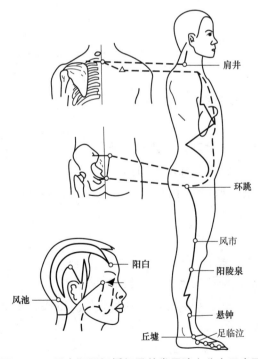

图 1-12　足少阳胆经循行及其常用腧穴分布示意图

二、腧穴定位、主治与操作

1.阳白

定位：在头部，眉上1寸，瞳孔直上。

主治：头痛、眩晕，视物模糊、目痛、眼睑下垂、面瘫。

操作：平刺0.3~0.5寸。

2.风池

定位：在颈后区，枕骨之下，胸锁乳突肌上端与斜方肌上端之间的凹陷中。

主治：头痛、眩晕、失眠、中风，目赤肿痛、视物不明、鼻塞、鼻衄、鼻渊、耳鸣、耳聋、咽喉肿痛，感冒、热病、颈项强痛。

操作：向鼻尖方向斜刺0.8~1.2寸。

3.肩井

定位：在肩胛区，第7颈椎棘突与肩峰最外侧点连线的中点。

主治：头痛、眩晕、颈项强痛、肩背疼痛、上肢不遂、瘰疬，乳痈、乳汁少、难产、胞衣不下。

操作：直刺0.3~0.5寸，不可深刺，孕妇禁针。

4.环跳

定位：在臀部，股骨大转子最凸点与骶管裂孔连线的外1/3与内2/3交点处。

主治：下肢痿痹、半身不遂、腰腿痛。

操作：直刺2~3寸。

5.风市

定位：在股部，髌底上7寸；直立垂手，掌心贴于大腿时，中指尖所指凹陷中，髂胫束后缘。

主治：下肢痿痹、浑身瘙痒、脚气。

操作：直刺1~2寸。

6.阳陵泉【合穴；胆下合穴；八会穴之筋会】

定位：在小腿外侧，腓骨头前下方凹陷中。

主治：黄疸、口苦、呕吐、胁肋痛、下肢痿痹、膝肿痛、脚气、肩痛，小儿惊风。

操作：直刺1~1.5寸。

7.悬钟【八会穴之髓会】

定位：在小腿外侧，外踝尖上3寸，腓骨前缘。

主治：颈项强痛、头痛、咽喉肿痛、胸胁胀痛、痔疾、便秘、下肢痿痹、脚气。

操作：直刺0.5~0.8寸。

8.丘墟【原穴】

定位：在踝区，外踝的前下方，趾长伸肌腱的外侧凹陷中。

主治：胸胁胀痛、下肢痿痹、外踝肿痛、脚气、疝疾。

操作：直刺0.5~0.8寸。

9.足临泣【输穴；八脉交会穴，通带脉】

定位：在足背，第4~5跖骨底结合部的前方，第5趾长伸肌腱外侧凹陷中。

主治：偏头痛、目赤肿痛、目眩、目涩，乳痈、乳胀、月经不调，胁肋疼痛、足跗肿痛，瘰疬、疝疾。

操作：直刺0.3~0.5寸。

任务十二　足厥阴肝经

任务目标

1.掌握足厥阴肝经常用腧穴的主治。

2.熟悉足厥阴肝经的循行。

3.能够熟练定位足厥阴肝经上的常用腧穴。

4.能够根据腧穴的特性选择适当的操作方法。

任务准备

1.医者准备　仪容仪表、工作服、清洁双手。

2.模特准备　合适的体位（坐位、仰卧位）。

3.物品准备　酒精棉球、消毒洗手液、记号笔、纸巾、水等。

4.操作步骤　擦拭皮肤，定穴，标记。

任务要求

一、动作要求

1.定穴迅速、准确。

2.定穴时间的控制在规定范围。

3.准确描述肝经的循行、腧穴的定位及主治功效等。

二、操作后整理

1.清洁皮肤表面的点和线条痕迹。

2.整理清洁用品。

任务实施

一、经脉循行

足厥阴肝经（图1-13），起于足大趾背毫毛部，沿足背经内踝前上行，至内踝上8寸处交于足太阴经之后，上经腘窝内缘，沿大腿内侧，上入阴毛中，环绕阴器；再上行抵达小腹，夹胃，属于肝，络于胆；再上行通过横膈，分布于胁肋部；继续上行经喉咙的后面，上顶部交会。其支脉，从目系下循面颊，环绕唇内；另一支脉，从肝部分出，穿过横膈，注于肺。

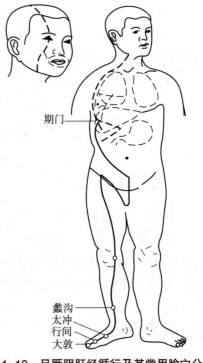

图1-13 足厥阴肝经循行及其常用腧穴分布示意图

二、腧穴定位、主治与操作

1.大敦【井穴】

定位：在足趾，大趾末节外侧，趾甲根角侧后方0.1寸。

主治：疝气、遗尿、癃闭、月经不调、崩漏、经闭、阴挺、癫痫。

操作：浅刺0.1寸，或点刺出血。

2.行间【荥穴】

定位：在足背，第1~2趾之间，趾蹼缘后方赤白肉际处。

主治：头痛、目眩、目赤肿痛、青盲，月经不调、痛经、崩漏、带下、疝气、小便不利、尿痛，中风、癫痫。

操作：直刺0.5~0.8寸。

3.太冲【输穴；原穴】

定位：在足背，第1~2跖骨间，跖骨底结合部前方凹陷中，或触及动脉搏动处。

主治：头痛，眩晕、目赤肿痛、口歪、咽喉干痛、耳聋、耳鸣，月经不调、崩漏、疝气、遗尿，癫痫、小儿惊风、中风、郁证、胁痛、腹胀、呃逆，下肢痿痹。

操作：直刺0.5~1寸。

4.蠡沟【络穴】

定位：在小腿内侧，内踝尖上5寸，胫骨内侧面的中央。

主治：睾丸肿痛、外阴瘙痒、阳强、小便不利、遗尿、月经不调、带下，足肿疼痛。

操作：平刺0.5~0.8寸。

5.期门【肝募穴】

定位：在胸部，第6肋间隙，前正中线旁开4寸。

主治：胸胁胀痛，腹胀、呃逆、吐酸，乳痈、郁闷。

操作：斜刺0.5~0.8寸。

任务十三　督　脉

任务目标

1.掌握督脉常用腧穴的主治。

2.熟悉督脉的经络循行。

3.能够熟练定位督脉上的常用腧穴。

4.能够根据督脉腧穴的特性选择适当的操作方法。

任务准备

1.**医者准备**　仪容仪表、工作服、清洁双手。

2.**模特准备**　合适的体位（坐位、仰卧位）。

3.**物品准备**　酒精棉球、消毒洗手液、记号笔、纸巾、水等。

4.**操作步骤**　擦拭皮肤，定穴，标记。

任务要求

一、动作要求

1.定穴迅速、准确。

2.定穴时间的控制在规定范围。

3.准确描述督脉的循行、腧穴的定位及主治功效等。

二、操作后整理

1.清洁皮肤表面的点和线条痕迹。

2.整理清洁用品。

任务实施

一、经脉循行

督脉（图1-14），起于小腹内胞宫，向下走会阴部，向后从尾骨端沿脊柱上行，经项后部至风府穴，进入脑内，沿头部正中线上行至巅顶，经前额下行鼻柱，过人中，至上唇系带处。

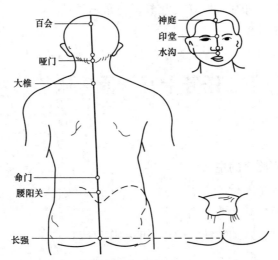

图 1-14　督脉循行及其常用腧穴分布示意图

二、腧穴定位、主治与操作

1.腰阳关

定位：在脊柱区，第4腰椎棘突下凹陷中，后正中线上。

主治：腰骶痛、下肢痿痹、月经不调、带下、遗精、阳痿。

操作：直刺0.5~1寸。

2.命门

定位：在脊柱区，第2腰椎棘突下凹陷中，后正中线上。

主治：腰痛、下肢痿痹、月经不调、带下、遗精、阳痿、尿频、遗尿、泄泻。

操作：直刺0.5~1寸。

3.大椎

定位：在脊柱区，第2颈椎棘突下凹陷中，后正中线上。

主治：发热、疟疾、骨蒸潮热、咳嗽、气喘、感冒、癫痫、小儿惊风、项强、风疹。

操作：斜刺0.5~1寸。

4.哑门

定位：在颈后区，第2颈椎棘突上际凹陷中，后正中线上。

主治：暴喑、舌强不语、癫狂痫、头痛、项强、中风。

操作：伏案正坐位，头微前倾，向下颌方向缓慢刺入0.5~1寸。

5.百会

定位：在头部，前发际正中直上5寸。

主治：头痛、目眩、鼻塞、耳鸣、中风、失眠、健忘、脱肛、阴挺、久泻。

操作：平刺0.5~1寸。

6.神庭

定位：在头部，前发际正中直上0.5寸。

主治：头痛、眩晕、失眠、癫狂，鼻渊、流泪、目痛。

操作：平刺0.3~0.5寸。

7.水沟

定位：在面部，人中沟的上1/3与中1/3交点处。

主治：昏迷、晕厥、中风、癫狂、抽搐，口歪、齿痛、鼻塞、鼻衄、牙关紧闭，闪挫腰痛，消渴、黄疸、水肿。

操作：向上斜刺0.3~0.5寸，或用指甲掐按，一般不灸。

8.印堂

定位：在头部，两眉毛内侧端中间的凹陷中。

主治：头痛、眩晕、失眠、健忘，鼻塞、鼻渊、鼻衄、眉棱骨痛、目痛。

操作：提捏进针，从上向下平刺，或向左、右透刺攒竹、睛明等，进针0.5~1寸。

任务十四　任　脉

任务目标

1.掌握任脉常用腧穴的主治。
2.熟悉任脉的经络循行。
3.能够熟练定位任脉上的常用腧穴。
4.能够根据任脉腧穴的特性选择适当的操作方法。

任务准备

1.**医者准备**　仪容仪表、工作服、清洁双手。
2.**模特准备**　合适的体位（坐位、仰卧位）。
3.**物品准备**　酒精棉球、消毒洗手液、记号笔、纸巾、水等。
4.**操作步骤**　擦拭皮肤，定穴，标记。

任务要求

一、动作要求

1.定穴迅速、准确。

2.定穴时间的控制在规定范围。

3.准确描述任脉的循行、腧穴的定位及主治功效等。

二、操作后整理

1.清洁皮肤表面的点和线条痕迹。

2.整理清洁用品。

任务实施

一、经脉循行

任脉（图1-15），起于小腹内胞宫，下出会于会阴部，向前上行于阴毛部，沿腹部正中线向上，到达咽喉部，再上行环绕口唇，经面部进入眼眶下，联系于目。

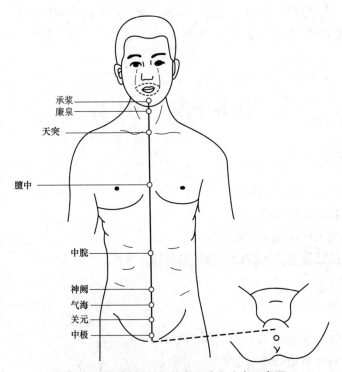

承浆
廉泉
天突
膻中
中脘
神阙
气海
关元
中极

图1-15　任脉循行及其常用腧穴分布示意图

二、腧穴定位、主治与操作

1.中极【膀胱募穴】

定位：在下腹部，脐中下4寸，前正中线上。

主治：癃闭、遗尿、疝气、遗精、阳痿、月经不调、崩漏、带下。

操作：直刺1~1.5寸，需排尿后进行针刺，孕妇禁针。

2.关元【小肠募穴】

定位：在下腹部，脐中下3寸，前正中线上。

主治：虚劳羸瘦、中风脱证，月经不调、痛经、崩漏、带下、遗精、阳痿、不孕、遗尿、小便频数、癃闭、疝气、泄泻、腹痛。

操作：直刺1~1.5寸，需排尿后进行针刺，孕妇禁针。

3.气海

定位：在下腹部，脐中下1.5寸，前正中线上。

主治：腹痛、泄泻、便秘、遗尿、疝气、遗精、阳痿、经闭、崩漏带下、阴挺、疝气，中风脱证、形体羸瘦。

操作：直刺1~1.5寸，孕妇慎用。

4.神阙

定位：在脐区，脐中央。

主治：腹痛、久泻、脱肛、水肿、虚脱。

操作：禁针，宜灸。

5.中脘【胃募穴；八会穴之腑会】

定位：在上腹部，脐中上4寸，前正中线上。

主治：胃痛、呕吐、吞酸、腹胀、泄泻、黄疸、食不化，咳嗽痰多，癫狂、失眠。

操作：直刺1~1.5寸。

6.膻中【心包募穴；八会穴之气会】

定位：在胸部，横平第4肋间隙，前正中线上。

主治：胸闷、胸痛、心悸，咳嗽、气喘，少乳、乳痈，呃逆、呕吐。

操作：直刺0.3~0.5寸，或平刺。

7.天突

定位：在颈前区，胸骨上窝中央，前正中线上。

主治：咳嗽、气喘、胸痛、咽喉肿痛、暴喑、瘿气、梅核气、噎嗝。

操作：先直刺0.2寸，然后将针尖转向下方，紧靠胸骨后方刺入0.5~1寸。

8.廉泉

定位：在颈前区，喉结上方，舌骨上缘凹陷中，前正中线上。

主治：舌下肿痛、舌强不语、舌纵流涎、舌本挛急、暴喑、吞咽困难、咽喉肿痛、口舌生疮。

操作：针尖向舌根刺0.5~0.8寸。

9.承浆

定位：在面部，颏唇沟的正中凹陷处。

主治：口歪、唇紧、齿龈肿痛、流涎、暴喑、口舌生疮、面痛、癫痫、消渴。

操作：斜刺0.3~0.5寸。

任务十五 奇 穴

任务目标

1.掌握常用经外奇穴的主治。

2.能够熟练定位常用奇穴。

3.能够根据常用奇穴的特性选择适当的操作方法。

任务准备

1.医者准备 仪容仪表、工作服、清洁双手。

2.模特准备 合适的体位（坐位、仰卧位、俯卧位）。

3.物品准备 酒精棉球、消毒洗手液、记号笔、纸巾、水等。

4.操作步骤 擦拭皮肤，定穴，标记。

任务要求

一、动作要求

1.定穴迅速、准确。

2.定穴时间的控制在规定范围。

3.准确描述腧穴的定位、主治功效等。

二、操作后整理

1.清洁皮肤表面的点和线条痕迹。

2.整理清洁用品。

任务实施

一、腧穴定位、主治与操作

1.四神聪

定位：在头部，百会前后左右各旁开1寸，共4穴（图1-16）。

主治：头痛、眩晕、失眠、健忘、癫痫。

操作：平刺0.5~0.8寸。

2.太阳

定位：在头部，眉梢与目外眦之间，向后约一横指的凹陷中（图1-17）。

主治：头痛、目疾、面痛、面瘫。

操作：直刺或斜刺0.3~0.5寸，或点刺出血。

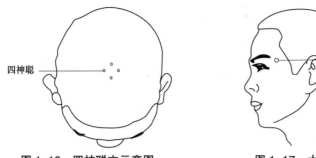
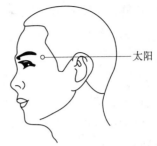

图 1-16　四神聪穴示意图　　　　　图 1-17　太阳穴示意图

3.定喘

定位：在脊柱区，横平第7颈椎棘突下，后正中线旁开0.5寸。

主治：哮喘、咳嗽、肩背痛、落枕。

操作：直刺0.5~0.8寸。

4.夹脊

定位：在脊柱区，第1胸椎至第5腰椎棘突下两侧，后正中线旁开0.5寸，一侧17穴，左右共34穴（图1-18）。

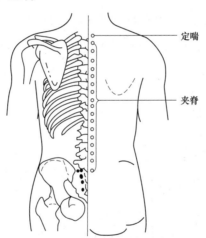

图 1-18　定喘、夹脊穴示意图

主治：适应范围较广，其中上胸部的穴位治疗心肺、上肢疾病，下胸部的穴位治疗肝胆疾病，腰部穴位治疗肾病，腰腹及下肢疾病。

操作：根据部位不同直刺0.3~1寸，或梅花针扣刺。

5.腰痛点

定位：在手背，第2、3掌骨间及第4、5掌骨间，腕背侧远端横纹与掌指关节的中点处，一手2穴。

主治：急性腰扭伤。

操作：由两侧向掌中斜刺0.5~0.8寸。

6.外劳宫

定位：在手背，第2、3掌骨间，掌指关节后0.5寸凹陷中。

主治：落枕，手臂肿痛，脐风。

操作：直刺0.5~0.8寸。

7.十宣

定位：在手指，十指尖端，距指甲游离缘0.1寸，左右共10穴（图1-19）。

主治：昏迷、癫痫、高热、咽喉肿痛、手指麻木。

操作：浅刺0.1寸，或点刺出血。

8.内膝眼

定位：在膝部，髌韧带内侧凹陷处的中央。

主治：膝痛、腿痛、脚气。

操作：向膝中斜刺0.5~1寸，或向犊鼻透刺。

9.胆囊

定位：在小腿外侧，腓骨小头直下2寸。

主治：胆囊炎、胆石症、胆道蛔虫症、胆绞痛，下肢痿痹。

操作：直刺1~2寸。

10.阑尾

定位：在小腿外侧，髌韧带外侧凹陷下5寸，胫骨前嵴外一横指（中指）（图1-20）。

主治：阑尾炎、消化不良，下肢痿痹。

操作：直刺1.5~2寸。

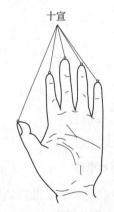

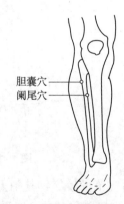

图1-19 十宣穴示意图　　　图1-20 胆囊、阑尾穴示意图

任务拓展

请扫描二维码，查看相应PPT，完成相关练习题。

PPT1-1　　　　PPT1-2　　　　PPT1-3　　　　习题

中篇　治疗技术 ▶

📋 学习要点

1.掌握各种适宜技术的操作要点。

2.熟悉各种适宜技术的作用和临床应用及操作注意事项。

项目二　毫针技术

📋 项目目标

1.掌握针刺前准备。

2.熟悉毫针刺法操作用具和操作注意事项。

3.具备毫针刺法实际操作的能力。

4.能运用毫针刺法的理论知识处理操作中出现的异常情况。

👉 导学情景

情景描述：张某，男，40岁。腰部和右腿疼痛加重2天。近半年腰部和右腿疼痛，伴右腿麻木，3天前久坐加班后加重，痛处固定不移，舌暗、脉细涩。直腿抬高试验及加强试验（+）、屈颈试验（+）、下肢后伸试验（+）、腰4~5椎体旁压痛明显。CT检查显示：$L_{4\sim5}$椎间盘膨出，L_5、S_1椎间盘向右后突出。经医院检查，诊断为腰椎间盘突出症。针刺选穴有腰阳关、大肠俞、肾俞、委中、膈俞、阿是穴等。该患者配合推拿治疗，治疗10天后，腰部及右腿疼痛明显缓解。

项目实施

毫针刺法是指运用不同的毫针针具，通过一定的手法，刺激人体腧穴或特定部位，以达到防治疾病的目的。毫针刺法有着很高的技术要求和严格的操作规程，针灸医师必须熟练地掌握从进针到出针这一系列的操作技术。毫针刺法也是针灸临床中运用最多、手法最丰富、应用最广泛的针灸治疗方法。

操作前准备

物品准备：练针垫、28~30号1~3寸的毫针、干棉签、干棉球、酒精棉签、托盘、锐器盒、废物缸。

（一）毫针操作基本训练

熟练掌握毫针操作，并自如地运用于临床，是每一个针灸医师必须达到的基本功。要达到如此水平，只有通过自己不断地练习。手法操作熟练者，不仅进针快，透皮时不痛，行针自如，患者接受度高，而且能够调整经气，迅速取得临床疗效。

毫针的操作练习，基本是对指力和手法的锻炼。毫针的针身细软，如果没有一定的指力，就很难顺利进针和随意进行捻转、提插等各种手法。所以，良好的指力是掌握好针刺手法的基础，在锻炼指力的同时，还要练习手法。熟练的手法是针刺的必备条件，主要是反复练习毫针的左右捻转和上下提插等法，使手法能运用自如。

毫针操作需要反复练习手指的力量和灵活度，练针时安静环境，动作规范，宁神聚意，以加强治神、体验针感。

（二）体位

针刺时患者的体位选择是否适当，对腧穴的正确定位、针刺的施术操作、持久的留针和防止晕针、滞针、弯针甚至折针等都有很大影响。如病重体弱或精神紧张的患者采用坐位，易使患者感到疲劳，往往易于发生晕针。若体位选择不当，在针刺施术时或在留针过程中，患者常因移动体位而造成弯针、滞针甚至发生断针事故。因此，针刺时根据处方对患者体位的选择，以既有利于腧穴的正确定位又便于针灸的施术操作和较长时间的留针也不致疲劳为原则。临床针刺时常用的体位及适用腧穴部位见表2-1。

表2-1　常用体位及适用腧穴部位

常用体位	适用腧穴
仰卧体位	前身部腧穴
俯卧体位	后身部腧穴
侧卧体位	侧身部腧穴
仰靠坐位	头面前颈、上胸和肩臂、腿膝、足踝等部腧穴
俯伏坐位	顶枕、后项和肩背等部腧穴
侧伏坐位	顶颞、耳颊等部腧穴

（三）消毒

针刺操作时要有严格的无菌观念，切实做好消毒工作。消毒包括针具的消毒、医者双手的消毒、患者施术部位的消毒和治疗室内的消毒。消毒操作步骤及注意事项见表2-2。

表2-2 消毒操作步骤及注意事项

消毒部位	消毒操作	注意事项
针具、器械	采用高压蒸汽灭菌法，将毫针等针具用布包好，放在密闭的高压蒸汽锅内灭菌。一般在1.0~1.4 kg/cm² 的压力、115~123℃的高温下保持30分钟以上	已消毒过的毫针，应用时只能一针一穴。一次性消毒毫针，不能重复使用
医者手指	针刺操作之前，医者应先用肥皂水将手洗刷干净，待干再用酒精棉球擦拭后，方可持针操作。持针施术时，医者应尽量避免手指直接接触针身	如某些刺法需要触及针身时，必须用消毒干棉球做间隔物，以确保针身无菌
针刺部位	腧穴皮肤上用酒精棉球擦拭消毒，或先用2%碘伏涂擦，稍干后再用酒精棉球擦拭脱碘，擦拭时应从腧穴部位的中心点向外绕圈消毒	皮肤消毒后，应保持清洁，防止再次污染
治疗室	治疗床上用的床垫、枕巾、毛毯、垫席等物品，要定时换洗晾晒，治疗室也应定期消毒净化	保持空气流通，环境卫生洁净

（四）持针法

1.刺手与押手　在进行针刺操作时，一般应双手协同操作，紧密配合。临床上一般用右手持针操作，主要是以拇、食、中三指夹持针柄，其状如持毛笔，故右手称为刺手。左手爪切按压所刺部位或辅助针身，故称左手为押手。

刺手主要是掌握针具，施行手法操作，进针时运指力于针尖，而使针刺入皮肤，行针时便于捻转提插以及出针时的手法操作等。

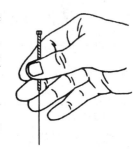

图2-1　持针法

押手主要是固定腧穴位置，夹持针身协助刺手进针，使针身有所依附，保持针身垂直，力达针尖以利于进针，减少刺痛和协助调节、控制针感。

2.持针姿势　持针的姿势，状如执持毛笔，故称为执毛笔式持针法（图2-1）。根据用指的多少，一般分为二指持针法和多指持针法，后者包括三指持针法、四指持针法、五指持针法。

（1）二指持针法　即用右手拇、食二指指腹夹持针柄，针身与拇指呈90°。一般常用于针刺浅层腧穴的短毫针的持针法。

（2）多指持针法　即用右手拇、食、中、环指指腹捏持针柄，小指指尖抵于针旁皮肤，使针身垂直。一般用于长针深刺的持针法。

任务一　进针法

任务目标

1.掌握临床常用的双手进针方法。

2.在操作中能够恰当地把握针刺的角度、方向和深度。

3.能够根据腧穴的不同选择合适的进针方法。

任务实施

一、单手进针法

单手进针法一般用于较短的毫针针刺，如1~1.5寸毫针，可选取合谷、曲池、外关等穴练习。操作方法及技术要点见表2-3。

表2-3　单手进针法

进针法	操作方法	技术要点
单手进针法	刺手拇、食二指持针，中指端紧靠穴位，指腹抵住针体中部，当拇、食二指向下用力时，中指也随之屈曲，将针刺入，直至所需的深度	拇、食、中指三指动作协调，配合进针，要有力度

二、双手进针法

双手进针法主要包含四种：指切进针法、夹持进针法、舒张进针法和提捏进针法，操作方法及适用范围见表2-4。

表2-4　双手进针法

双手进针法	操作步骤	适用范围
指切进针法	用押手拇指或食指指端切按在腧穴皮肤上，刺手持针，紧靠押手指甲面将针刺入腧穴	适宜于短针的进针
夹持进针法	用严格消毒的押手拇、食二指夹住针身下端，将针尖固定在所刺腧穴的皮肤表面位置，刺手捻动针柄，将针刺入腧穴	适用于长针的进针
舒张进针法	用押手食、中二指或拇、食二指将所刺腧穴部位的皮肤向两侧撑开，使皮肤绷紧，刺手使针从左手食、中二指或拇、食二指的中间刺入	适用于皮肤松弛部位的腧穴
提捏进针法	用押手拇、食二指将所刺腧穴部位的皮肤提起，刺手持针，从捏起部的上端将针刺入	用于皮肉浅薄部位的腧穴，如印堂穴

三、针刺的角度、方向、深度

在针刺操作过程中，正确掌握针刺角度、方向和深度，是毫针刺入皮下后的具体操作要求，也是增强针感、提高疗效、防止意外事故发生的关键。临床上同一腧穴，由于针刺的角度、方向、深度的不同，所产生针感的强弱、感传的方向和治疗效果常有明显的差异，要根据针刺腧穴所在的具体位置、患者体质、病情需要和针刺手法等实际情况灵活掌握。

1.**角度**　指进针时针身与皮肤表面所形成的夹角（图2-2），它是根据腧穴所在的位置和医者针刺时所要达到的目的结合起来而确定的，一般分为以下3种角度，操作方法及适用范围见表2-5。

表2-5 针刺角度

角度	操作方法	适用范围
直刺	针身与皮肤表面呈90°垂直刺入	适用于人体大部分腧穴
斜刺	针身与皮肤表面呈45°左右倾斜刺入	适用于肌肉浅薄处或内有重要脏器，或不宜直刺、深刺的腧穴
平刺	横刺、沿皮刺，指针身与皮肤表面呈15°左右或沿皮以更小的角度刺入	适用于皮薄肉少部位的输穴，如头部腧穴等

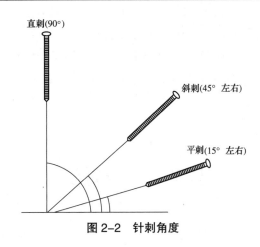

图2-2 针刺角度

2.方向 针刺方向一般根据经脉循行方向、腧穴部位特点和所要求达到的组织结构等情况而定。有时为了使针感到达病所，也可将针尖对向病痛部。

3.深度 指针身刺入人体内的深浅度，以既有针感又能保证患者安全为原则。具体到每个输穴的针刺深度，在上篇腧穴各论中已有详述。临证时要根据腧穴所在部位的解剖特点和治疗需要，结合患者的体型、体质、年龄、病情、病位等因素综合考虑。

（1）年龄 年老体弱、气血亏虚，小儿娇嫩、稚阴稚阳，不宜深刺；中青年身强体壮者，适当深刺。

（2）体质 形瘦体弱者，宜相应浅刺；形盛体强者，宜深刺。

（3）病情 阳证、新病宜浅刺；阴证、久病宜深刺。

（4）部位 头面、胸腹及皮薄肉少处的腧穴宜浅刺；四肢、臀、腹及肌肉丰厚处的腧穴宜深刺。

四、注意事项

1.针刺方向与针刺角度应结合考虑，如头面腧穴多用横刺，颈项、咽喉部腧穴多用斜刺，胸部正中线腧穴多用横刺，侧胸部腧穴多用斜刺，腹部腧穴多用直刺，腰背部腧穴多用斜刺或直刺，四肢部腧穴一般多用直刺。

2.针刺的角度和深度关系极为密切，如深刺多用直刺，浅刺多用斜刺、平刺。对天突、风府、哑门等穴以及眼区、胸背和重要脏器部位的腧穴，应注意掌握好针刺角度和深度。

3.不同季节对针刺深浅也有着影响，一般"春夏宜浅刺，秋冬宜深刺"。

✎ 任务拓展

《难经·七十难》节选

难曰：经言春夏刺浅，秋冬刺深者，何谓也？

然：春夏者，阳气在上，人气亦在上，故当浅取之；秋冬者，阳气在下，人气亦在下，故当深取之。春夏各致一阴，秋冬各致一阳者，何谓也？

然：春夏温，必致一阴者，初下针，沉之至肾肝之部，得气，引持之阴也。秋冬寒，必致一阳者，初内针，浅而浮之至心肺之部，得气，推内之阳也。是谓春夏必致一阴，秋冬必致一阳。

任务二　行针法

任务目标

1.掌握临床常用的行针基本手法和辅助手法。
2.在操作中能恰当把握手法的角度、幅度并取得应有的针感。

任务实施

一、基本行针手法

毫针刺入穴位后，为了使患者产生针刺感应，或进一步调整针感的强弱，以及使针感向某一方向扩散、传导而采取的操作方法，称为行针。行针的基本手法是毫针刺法的基本动作，临床常用的主要有提插法和捻转法两种。两种基本手法在临床施术时既可单独应用，也可配合使用。操作方法及技术要点见表2-6。🅔 提插法

表2-6　基本手法

行针法	操作方法	技术要点
提插法	将针刺入腧穴一定深度后，施以上提下插的操作手法。使针由浅层向下刺入深层的操作谓之"插"，从深层向上引退至浅层的操作谓之"提"，如此反复地做上下纵向运动	使用提插法时，指力要均匀一致，幅度不宜过大，一般以3~5分钟为宜；频率不宜过快，每分钟60次左右；保持针身垂直，不改变针刺角度、方向

续表

行针法	操作方法	技术要点
捻转法	将针刺入腧穴一定深度后，施以向前向后捻转动作，使针在腧穴内反复前后来回转动的行针手法	使用捻转法时，指力要均匀一致，角度要适当，一般应掌握在180°~360°，不可单向捻针，否则针身易被肌纤维等缠绕，引起局部疼痛和导致滞针而使行针、出针困难

三、注意事项

1.行针时提插的幅度大、频率快，刺激量就大；反之，提插的幅度小、频率慢，刺激量就小。

2.捻转角度大、频率快，其刺激量就大；捻转角度小、频率慢，其刺激量则小。

3.提插、捻转幅度的大小，层次的变化，频率的快慢和操作时间的长短，应根据患者的体质、病情、腧穴部位和针刺目的等灵活掌握。

📖 知识链接

得气

得气又称"气至""针感"，是指毫针刺入腧穴一定深度后，施以一定的行针手法，使针刺部位获得经气感应。针下是否得气，可以从患者对针刺的感觉和医者刺手指下的感觉两个方面分析判断。当针刺得气时，患者自觉针刺部位有酸、麻、胀、重等反应，有时出现热、凉、痒、痛、抽搐、蚁行等反应，有时出现沿着一定的方向和部位传导、扩散等现象。医者的刺手则能体会到针下沉紧、涩滞或针体颤动等反应。若针刺后未得气，患者则无任何特殊感觉或反应，医者刺手亦感觉到针下空松、虚滑。

《标幽赋》中所说的"轻滑慢而未来，沉涩紧而已至……气之至也，如鱼吞钩饵之浮沉；气未至也，如闲处幽堂之深邃"，是对得气与否的形象描述。

🛠 拓展训练

针刺过程中医者感觉针下滞涩，捻转、提插均感困难，患者则感觉疼痛，若勉强捻转、提插时，则患者痛不可忍。最可能的原因是什么？请给予处理。

临床思维分析：滞针的处理。

原因：患者精神紧张，当针刺入腧穴后，患者局部肌肉强烈收缩；或行针手法不当，向单一方向捻针太过，以致肌肉组织缠绕针体；或针后患者移动体位而成滞针。若留针时间过长，有时也可出现滞针。

处理：1.若患者精神紧张，局部肌肉过度收缩时，可于滞针腧穴附近进行循按或叩弹针柄，或在附近再刺一针，以宣散气血，而缓解肌肉的紧张。

2.若行针不当，单向捻针而致者，可向相反方向将针捻回，并用刮柄、弹柄法，使缠绕的肌纤维回复，即可消除滞针。

3.若因患者体位移动所致，需帮助其恢复原来的体位，切忌强力硬拔。

✖ 知识拓展

滞针的预防

对精神紧张者，应先做好解释工作，消除患者的顾虑。注意行针的操作手法，避免单向捻转。若用捻转法时，应注意与提插法的配合，则可避免肌纤维缠绕针身，防止滞针的发生。选择较舒适的体位，避免留针时移动体位。

任务三　留针与出针

任务目标

1.掌握临床常用的留针和出针的基本手法和辅助手法。

2.在操作中能恰当把握手法的角度、幅度并取得应有的针感。

任务实施

1.留针法　留针是将针刺入腧穴并施行手法后，使针留置穴内。留针是为了加强针刺的作用，便于继续行针施术。一般病证留针15~30分钟。对一些特殊病证，如寒性、顽固性疼痛，可适当延长留针时间。在留针过程中做间歇性行针和补泻手法的，称为动留针。在临床上留针与否或留针时间的长短，不可一概而论，应根据患者具体病情而定。

2.出针法　出针又称起针、退针。在施行针刺手法或留针达到预定针刺目的和治疗要求后，即可出针。

出针时，一般是以押手拇、食二指持消毒干棉球轻轻按压于针刺部位，刺手持针做轻微的小幅度捻转，并随势将针缓慢提至皮下，切记不可单手用力过猛，静留片刻，然后出针。

出针后，除特殊需要外，都要用消毒棉球轻压针孔片刻，以防出血或针孔疼痛。当针退出后，要仔细查看针孔是否出血，询问患者针刺部位有无不适感，仔细检查、核对针数有否遗漏，还应注意患者有无晕针延迟反应现象。

✖ 拓展训练

留针过程中患者如出现头晕目眩，恶心欲吐，心慌气短，多汗，面色苍白，四肢发冷，血压下降，脉象沉细。最可能的原因是什么？请给予处理。

临床思维分析：晕针。

原因：患者因体质虚弱，精神紧张，或疲劳、饥饿、大汗、大泻、大出血之后，或体位不当，或医者在针刺时手法过重，或取穴过多，而致针刺时或留针过程中发生此现象。

处理：1.立即停止针刺，将针全部起出。

2.使患者平卧，头部放低，松解衣带，注意保暖，轻者仰卧片刻。

3.给患者饮温开水或糖水。

4.重者，若仍不省人事、呼吸细微、脉细弱，可考虑配合其他治疗或采用急救措施。在晕针情况缓解后，仍需适当休息，无碍后方可离开。

✖ 知识拓展

晕针的预防

如初次接受针刺治疗或精神过度紧张、身体虚弱者，应先做好解释，消除其对针刺的顾虑，同时选择舒适持久的体位，最好采用卧位。选穴宜少，手法要轻。当患者饥饿、疲劳、大渴时，应进食、休息、饮水后再予针刺。

医者在针刺治疗过程中，要精神专注，随时观察患者的神色，询问患者感觉。一旦发现患者有不适等晕针先兆，应及早采取处理措施，防患于未然。

项目三 灸法技术

📋 **项目目标**

1. 掌握灸法治疗前准备。
2. 熟悉灸法操作用具和操作注意事项。
3. 具备灸法操作的能力。
4. 能处理灸法操作中出现的异常情况。

☞ **导学情景**

情景描述：张某，女，55岁，退休。患者近1个月来无明显诱因出现泄泻，晨起即泻，夹有不消化食物，未予治疗。近1周来泄泻加重，遂来就诊。刻见：晨起泄泻，夹有不消化食物，腹部冷痛，得温痛减，喜暖喜按，遇寒腹痛加重，形寒肢冷，面色白，舌胖而淡，苔白，脉沉细。经门诊艾灸治疗2周后，泄泻情况明显缓解，遇寒腹痛情况明显缓解。

项目实施

灸法是用艾绒或其他非艾灸材烧灼、熏熨腧穴和病变部位，借灸火的热力以及药物的作用，激发经气，达到防治疾病目的的一种方法。灸法具有温经散寒、扶阳固脱、消瘀散结、防病保健、引热外行的作用，常用于寒湿痹痛、脏腑虚寒、阳气虚脱、气虚下陷、经络瘀阻等证及亚健康调理。

《医学入门·针灸》指出，"药之不及，针之不到，必须灸之。"说明灸法在临床上具有重要作用，常与针刺合用，相互补充，相辅相成。

一、操作前准备

1. **物品准备** 艾绒、清艾条、药艾条、生姜、蒜头、食盐、附子饼、镊子、剪刀、火柴等。

2. **操作者准备** 衣帽整洁、洗手、戴口罩。

3. **患者准备** 了解艾灸的目的、方法、注意事项及配合要点。施灸前患者应选择舒适体位便于医生操作；一般患者空腹、过饱、极度疲劳时不宜施灸；直接灸宜采取卧位，注意防止晕灸的发生。

二、灸法的种类

目前在临床上应用较为普遍，以艾绒为灸材施灸的方法，包括艾炷灸、艾条灸、温针灸、温灸器灸等内容。艾炷灸是将艾绒制成圆锥形艾团施灸的方法，分为直接灸和间接灸两种。艾条灸是将艾绒用纸包裹成长条形的艾条进行施灸的方法，分为悬起灸和实按灸两种。还可采用毫针留针时在针尾裹艾点燃的温针灸法，或用多种温灸器施灸的温灸器灸法。

📖 **知识链接**

艾、艾叶与艾绒

艾为菊科多年生灌木状草本植物，自然生长于山野之中，我国各地均有生长，古时以蕲州产者为佳，特称蕲艾。艾在春天抽茎生长，茎直立，高60~120cm，具有白色细软毛，上部有分支。茎中部的叶呈卵状三角形或椭圆形，有柄，羽状分裂，裂片椭圆形至椭圆状披针形，边缘具有不规则的锯齿，表面深绿色，有腺点和极细的白色软毛，背面布有灰白色绒毛，7~10月开花。瘦果呈椭圆形，艾叶有芳香型气味。艾产于各地，便于采集，价格低廉，故几千年来一直为针灸临床所应用。

艾叶气味芳香，味辛、微苦，性温热，具纯阳之性。《本草从新》认为，"艾叶能回垂绝之阳，通十二经，走三阴，理气血，逐寒湿，暖子宫，止诸血，温中开郁，调经安胎……以之灸火，能透诸经而除百病。"说明用艾叶作施灸材料，有通经活络、去除阴寒、回阳救逆等多方面的作用。

艾绒是以艾叶加工制成的淡黄色细软的绒状物。用艾绒作施灸材料，便于搓捏成大小不同的艾炷，易于燃烧，燃烧时热力温和，可直透皮肤，到达组织深部。

任务一　艾炷灸

任务目标

1. 掌握直接灸和间接灸的具体操作方法。
2. 熟悉艾炷灸的分类。
3. 临证能够选择合适的艾炷灸法。

任务实施

艾炷是用手工或器具将艾绒制成的圆锥状物。将艾炷置于穴位或病变部位上，点燃施灸的方法称为艾炷灸。每燃1个艾炷，称为灸1壮。

一、分类

艾炷灸分直接灸与间接灸两类。

直接灸是将艾炷直接置于皮肤上施灸的方法，分为瘢痕灸和非瘢痕灸。间接灸是指用药物或其他材料将艾炷与施灸腧穴皮肤之间隔开而施灸的方法，间隔所用药物或其他材料因病证而异。

二、操作步骤及适应证

直接灸与间接灸的具体操作步骤、适应证见表2-7。

表2-7 艾炷灸

艾炷灸	灸法分类	操作步骤	适应证
直接灸（着肤灸）	瘢痕灸（化脓灸）	施灸前可先将拟灸腧穴部位涂以少量大蒜汁，以增强黏附和刺激作用。然后将大小适宜的艾炷置于腧穴上，从上端点燃施灸。每壮艾炷必须燃尽，除去灰烬后，方可继续易炷再灸，直至拟灸壮数灸完为止。愈后一般留有瘢痕	临床上常用于治疗哮喘、风湿顽痹、瘰疬等慢性顽疾
	无瘢痕灸（非化脓灸）	施灸前在拟灸局部涂以少量凡士林，便于艾炷黏附。然后将大小适宜的艾炷置于腧穴上，从上端点燃施灸，当艾炷燃剩1/3左右而患者感到微有灼痛时，即用镊子将艾炷夹去，易炷再灸，直至拟灸壮数灸完为止。一般不留瘢痕	一般虚寒性疾患
间接灸（隔物灸、间隔灸）	隔姜灸	将鲜姜切成直径2~3cm，厚约0.3cm的薄片，中间刺数孔，置于腧穴处，再将艾炷放在姜片上点燃施灸。若患者有灼痛感可将姜片提起，使之离开皮肤片刻，再行灸治。艾炷燃尽，易炷再灸，直至灸完应灸壮数。一般应以局部皮肤出现红晕而不起疱为度	有温胃止呕、散寒止痛的作用，常用于因寒而致的呕吐、腹痛以及风寒痹痛等
	隔蒜灸	将鲜大蒜头切成厚约0.3cm的薄片，中间以针刺数孔，置于腧穴处，再将艾炷放在蒜片上点燃施灸。操作方法与隔姜灸相同	有清热解毒、杀虫等作用，多用于治疗瘰疬、肺结核及肿疡初起等
	隔盐灸	用干燥的食盐填敷于脐部，或于盐上再置一薄姜片，上置大艾炷施灸。注意要连续施灸，不拘壮数，以期脉起、肢温、证候改善	有回阳、救逆、固脱之功，多用于治疗伤寒阴证或吐泻并作、中风脱证等阳虚病证
	隔附子饼灸	将附子研成粉末，用酒调和做成直径约3cm，厚约0.8cm的药饼，中间以针刺数孔，放在应灸腧穴或患处，上置艾炷，点燃施灸，直至灸完应灸壮数为止	有温补肾阳等作用，多用于治疗命门火衰而致的阳痿、早泄、宫寒不孕或疮疡久溃不敛等

三、注意事项

1.瘢痕灸在施灸时，由于艾火烧灼皮肤，因此可能产生剧痛，此时可用手在施灸腧穴周围轻轻拍打，可缓解疼痛。

2.正常情况下，瘢痕灸后1周左右，施灸部位无菌性化脓，形成灸疮，经5~6周自愈，结痂脱落后留下瘢痕。瘢痕灸会损伤皮肤，施灸前必须征求患者同意方可使用。在灸疮化脓期间，需注意局部清洁，避免继发感染。

3.无瘢痕灸一般应灸至局部皮肤出现红晕而不起疱为度。

4.患者的颜面部、心脏区、体表大血管部、关节肌腱部不宜直接灸，以免形成瘢痕。孕期妇女腰骶部和小腹部禁用瘢痕灸，其他灸法也不宜灸量过重。对昏迷、肢体麻木不仁及感觉迟钝的患者，勿灸过量，以避免烧伤。

任务二 艾条灸

任务目标

1.掌握悬起灸和实按灸的具体操作方法。
2.熟悉艾条灸的分类。
3.临证能够选择合适的艾条灸法。

任务实施

艾条是以艾绒为主要成分卷成的圆柱形长条。点燃艾条施灸的方法称为艾条灸。

一、分类

艾条灸可分为悬起灸和实按灸两种方式。

悬起灸将艾条的一端点燃，悬于腧穴或患处一定高度之上，使热力较为温和地作用于施灸部位，称为悬起灸。根据操作方法的不同，可分为温和灸、雀啄灸和回旋灸。

二、操作步骤及适应证

悬起灸和实按灸的具体操作步骤、适应证见表2-8。

表2-8 艾条灸

艾条灸	灸法分类	操作步骤	适应证
悬起灸	温和灸	将艾条点燃的一端对准施灸部位，距皮肤2~3cm，患者局部应有温热感而无灼痛为宜。一般每处灸10~15分钟，至皮肤红晕为度	多用于灸治慢性病

续表

艾条灸	灸法分类	操作步骤	适应证
悬起灸	雀啄灸	艾条点燃的一端与施灸部位皮肤的距离并不固定，而是如鸟雀啄食一样上下活动，至皮肤红晕为度	多用于灸治急性病
	回旋灸	艾条点燃的一端与施灸部位皮肤虽然保持一定距离，但艾条并不固定，而是左右移动或反复旋转施灸	
实按灸		将点燃的艾条隔数层布或绵纸实按在穴位上，使热力透达深部，火灭热减后重新点火按灸	可根据艾绒内另加药物的不同，适应证不同

三、注意事项

1.温和灸施灸时，对于晕厥、感觉迟钝的患者，操作者可将食、中两指分开置于施灸部位两侧，以手指感知患者局部受热程度，以便及时调节艾条高度，防止烫伤。

2.实按灸治疗时患者若感到按灸局部灼烫、疼痛，可移开艾条，并增加隔层，灸量以反复灸熨7~10次为度。

知识拓展

雷火灸

雷火灸是用多种中药粉末加上艾绒制成艾条，在古代"雷火神针"实按灸的基础上，创新其用法与配方而发展而来的治疗法。

雷火灸利用药物燃烧时的热量，通过悬灸的方法刺激相关穴位，其热效应激发经气，使局部皮肤肌理开放，药物透达相应穴位内，起到疏经活络、活血利窍、改善周围组织血液循环的作用。其治疗有药力峻、火力猛、渗透力强、灸疗广泛的特点。

任务三　温针灸

任务目标

掌握温针灸的具体操作方法。

任务实施

温针灸是一种简便而易行、针刺与艾灸相结合的方法。利用艾绒燃烧的热力，通过针身传入体内，使其发挥针与灸的作用，达到治疗的目的。

一、捏加艾团

操作：取适量艾绒，夹在左手拇、食二指尖之间，食指要向上，拇指要向下，再用右手拇、食二指尖在左手拇、食二指尖稍下方向内向左旋转挤压艾绒，即可将艾绒搓捏成枣核形状大小适合的艾团，中间掐出一痕，贴在针柄上，用拇、食、中指围绕一搓，使艾绒团紧缠于针柄上。

二、操作步骤及适应证

温针灸的具体操作步骤、适应证见表2-9，流程图见图2-3。

表2-9　温针灸

灸法	操作步骤	适应证
温针灸	在针刺得气后，将针留在适当的深度，在针柄上穿置一段长约1.5cm的艾卷施灸，或在针尾搓捏少许艾绒点燃施灸，直待燃尽，除去灰烬，再将针取出	适用于既需要针刺留针，又需施灸的疾病

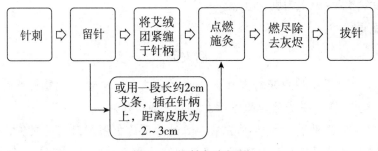

图2-3　温针灸流程图

三、注意事项

1.捏加的艾团要求紧实光圆，轻轻摇晃不松散脱落。

2.施灸过程中要防止艾火脱落，烧伤皮肤或衣物，灸时嘱患者不要移动体位。

3.可在施灸下方的皮肤垫一纸片，以防艾火掉落烫伤皮肤。

项目四 拔罐技术

📖 项目目标

1.掌握拔罐技术治疗前准备。
2.熟悉拔罐操作的用具和操作注意事项。
3.具备拔罐技术操作的能力。
4.能处理拔罐操作中出现的异常情况。

👉 导学情景

情景描述： 吴某，男，46岁，工作劳累后遂感周身乏力，神倦懒言，腰膝酸软，失眠多梦，食欲减退，畏寒肢冷，舌淡，苔薄，脉沉细。遂至医院治疗，给予背部闪罐、走罐各10分钟，大椎穴局部刺络放血，出血量约2ml。三天后复诊患者诉症状明显减轻。

项目实施

拔罐也称吸筒疗法，古称"角法"，是一种以罐为工具，利用加热、抽吸等方法，造成罐内负压，使罐吸附于腧穴或体表的一定部位，使局部皮肤充血甚至瘀血，以调整机体功能，达到防治疾病目的的方法。

一、罐的种类

原始的罐具为兽角，后来逐步发展为竹罐、陶罐、金属罐、玻璃罐、橡胶罐、抽气罐等，临床常用以竹罐、玻璃罐（图2-4）为主。

1.竹罐 竹罐用直径3~5cm坚固无损的细毛竹，截成长为6~10cm的竹筒，一端留节做底，另一端做罐口。经锯段、去皮、取圆、锉底、做细、见光、磨口、煮管、取膜等工艺，制成管壁厚度为2~3mm、中间呈腰鼓型的竹罐。它的优点是取材容易、制作简便、轻巧价廉、不易摔碎，缺点是容易燥裂、漏气、吸着力不大。

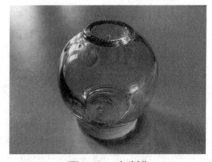

图2-4 玻璃罐

2.陶罐 陶罐由陶土烧制而成，罐的两端较小，中间略向外展，形同腰鼓，口径的大小不一，口径小的略短，口径大的则较长。特点是吸力大，但较重，且落地易碎。

3.玻璃罐　玻璃罐采用耐热质硬的透明玻璃制成，多呈球形，口边微厚而略向外翻，按大小分为各种型号。优点是质地透明，使用时可以窥见罐内皮肤的瘀血、出血等情况，便于掌握拔罐的程度。缺点是容易破碎。

4.抽气罐　根据罐与抽气器是否连结为一体，抽气罐又分为连体式与分体式两类。分体式有注射器式抽气罐、橡皮排气球抽气罐、电动抽气罐等种类，目前临床最常用的是带有活塞嘴的分体式透明塑料罐。抽气罐的优点是可避免烫伤，操作方法易掌握。不足之处是不具备火罐的温热刺激。

二、拔罐前准备

1.物品准备　各种规格的竹罐、玻璃罐、75%乙醇、95%乙醇、毫针、皮肤针、卵圆钳或止血钳、甲紫、消毒干棉球、小纸片、凡士林、火柴、酒精灯、毛毯等。

2.操作者准备　衣帽整洁、洗手、戴口罩。

3.患者准备　了解拔罐的目的、方法、注意事项及配合要点。拔罐前患者应选择适当体位和肌肉相对丰满的部位。若体位不当、移动，以及骨骼凹凸不平、毛发较多处，罐容易脱落，均不适用。妊娠妇女和婴幼儿慎用拔罐法。

任务一　罐的吸附

任务目标

掌握临床常用的罐的吸拔方式。

任务实施

一、火罐法

火罐法是利用燃烧时消耗罐中部分氧气，并借火焰的热力使罐内的气体膨胀而排除罐内部分空气，使罐内负压，借以将罐吸着于施术部位的皮肤上。火罐法常用的方法有以下几种（表2-10）。

表2-10　火罐法

火罐法	操作步骤	注意事项
闪火法	用止血钳或镊子等夹住酒精棉球，一手握罐体，罐口朝下，将棉球点燃后立即伸入罐内，摇晃数圈随即退出，并迅速将罐扣于应拔部位	操作时不要烧到罐口，以免灼伤皮肤。操作较安全，不受体位限制，是临床常用的拔罐方法

续表

火罐法	操作步骤	注意事项
投火法	将易燃的软质纸片或酒精棉球点燃后投入罐内，迅速将罐扣于应拔部位	罐内有燃烧物，应避免烫伤皮肤，适用于侧面拔罐
贴棉法	将直径1~2cm的酒精棉片贴于罐内壁，点燃后迅速将罐扣于应拔部位	多用于侧面拔，需防酒精过多，滴下烫伤皮肤

二、水罐法

水罐法是指通过蒸汽、水煮等方法加热罐内空气，利用罐内空气冷却时形成的负压，使罐吸附于体表的方法。此法多选用竹罐，将罐放在水中煮沸2分钟左右，然后用镊子将罐口朝下夹出，迅速用折叠干毛巾捂紧罐口，以吸去罐内的水液，降低罐口温度。同时保持罐内空气温度，待罐口冷却至人体能接受的程度后，将罐拔于应拔部位并固定数分钟，吸牢即可。此法温热刺激较强，还可根据病情需要在水中放入适量的祛风活血等药物，以增强疗效。

三、抽气罐法

抽气罐法是将抽气罐紧扣于应拔部位，通过机械装置抽出罐内部分空气，形成罐内负压，使其吸附于体表的方法。常用有注射器抽气罐法、按压抽气罐法及电动抽气罐法等。此法适用于任何部位拔罐。

四、注意事项

1.闪火法操作时镊子稍倾斜，棉球蘸酒精宜少，且不能沾于罐口；火苗不宜太大，且火在罐内驻留几秒钟将罐内空气排空即可，动作应迅速。

2.投火法操作时所蘸酒精须适量，酒精过多易淌至罐口，引起皮肤烫伤。

3.水罐法出水后过快拔罐易烫伤皮肤，而过慢易致吸拔力不足。

任务二　拔罐的操作方法与起罐法

任务目标

熟练掌握拔罐的操作方法与起罐法。

任务实施

一、拔罐方法

临床上，根据病情和病变部位选择不同的拔罐方法，常用的有五种，具体操作步骤及适用范围见表2-11。

表2-11　拔罐的操作方法

操作种类	操作步骤	适用范围
闪罐法	用闪火法将罐吸拔于应拔部位，立即取下，再快速吸拔再取下，反复吸拔至局部皮肤潮红为度	适用于肌肉比较松弛或留罐有困难处，以及局部皮肤麻木、疼痛或功能减退等疾病。必要时也可在闪罐后留罐
留罐法	将吸拔在皮肤上的罐留置一定时间，使局部皮肤潮红，甚或皮下瘀血呈紫黑色后再将罐取下。留罐时间一般5~20分钟	常用的拔罐方法，一般疾病均可应用
走罐法（推罐法）	先在施罐部位涂上凡士林或润肤霜润等润滑剂，罐吸拔后，医者一手握住罐体，均匀用力将罐沿着一定路线往返推拉，以走罐部位皮肤紫红为度	常用于肌肉丰厚、面积较大的部位，如腰背部、大腿等处
刺络拔罐法	在局部消毒，并用三棱针、粗毫针或皮肤针点刺出血后，再在出血部位拔罐、留罐，以加强刺血治疗效果的方法。留罐时间一般在5~15分钟	常用于治疗各种急慢性软组织损伤、神经性皮炎、痤疮、皮肤瘙痒、哮喘、丹毒、坐骨神经痛等
针罐法	在毫针留针过程中，在留针部位加用拔罐的方法。操作时，先以毫针针刺得气后留针，再以毫针为中心，加用拔罐并留置10~15分钟，然后起罐、起针	适用于拔罐与针刺项结合治疗的病证

二、起罐方法

起罐时，一手握住罐体中下部，另一手拇指或食指按压罐口边缘的皮肤，使罐口与皮肤之间产生空隙，空气进入罐内，即可将罐取下。抽气罐则提起其上方的阀门使空气进入罐内，罐具即自行脱落。

三、注意事项

1.闪罐法手法要熟练，动作要轻、快、稳、准。用于燃火的酒精棉球，不可吸含过量酒精，以免拔罐时酒精滴落到患者皮肤上造成烫伤。

2.留罐过程中如出现拔罐局部疼痛，可减压放气或立即起罐。温热度以患者舒适能接受为准。罐大吸拔力强的应适当减少留罐时间，夏季及肌肤浅薄处，留罐时间不宜过长，以免起疱损伤皮肤。

3.走罐法动作宜轻柔，用力均匀、平稳、缓慢，罐内负压大小以推拉顺利为宜。

4.刺络拔罐法应注意消毒，预防感染，出血量也不宜过多。

5.留针拔罐，选择罐具宜大，毫针针柄宜短，以免吸拔时罐具碰触针柄而致损伤。

6.起罐时不可硬拉或旋转罐具，以免引起疼痛，甚至损伤皮肤。

7.起罐后皮肤若出现小水疱，只要不擦破，可任其自然吸收。若水疱过大，可用一次性消毒针从疱底刺破，放出水液后，再用消毒敷料覆盖。若出血，应用消毒棉球拭净。若皮肤破损，应常规消毒后用无菌敷料覆盖其上。起罐后若罐斑处微觉痛痒，不可搔抓，数日内自可消退。

项目五　电针疗法

项目目标

1.掌握电针仪的使用、操作方法及临床应用。

2.了解电针仪的作用原理。

导学情景

情景描述：陈某，男，39岁。主诉腰背部疼痛不适半年，加重2天。患者因长期伏案工作致腰背部酸痛不适半年余，既往自行服药后，疼痛可缓解。近2天因加班劳累致腰痛加重，服药后缓解不明显，遂至医院就诊，查体显示腰背部肌肉触之僵硬，可触及弥漫分布大小不等的条索状结节，腰背结节处压痛（+），直腿抬高试验（−），下肢肌张力正常，病理征（−）。舌暗红，苔薄白，脉弦涩。中医诊断：腰痛，气滞血瘀证。治法：理气活血，通络止痛。针灸取穴：腰夹脊、秩边、委中等。选取疼痛最明显的4处穴位，接取两对电针，连接电针仪，选择连续波，频率为50Hz，电流以患者能耐受为最大强度，余穴行平补平泻手法，留针20分钟。每周针刺3次，2周为1个疗程。1个疗程后患者疼痛不显，腰背部条索状结节明显松解，按之无明显压痛、牵涉痛。

项目实施

电针疗法是在毫针刺入腧穴得气后，用电针仪输出脉冲电流，通过毫针作用于人体经络腧穴，以治疗疾病的方法。电针疗法具有针与电两种刺激相结合的优势，可提高治疗效果，此外还可以代替手法运针，节省人力，扩大针灸使用范围。

电针治疗前准备

1.物品准备　6805型电针治疗仪，WQ1002韩式多功能电针治疗仪；各种规格毫针；锐器盒，镊子，2%碘伏，75%乙醇，生理盐水，消毒棉球（或棉签），纱布等。

2.穴位选择　与毫针刺法治疗大致相同。但须选取两个穴位以上，一般以取用同侧肢体1~3对穴位为宜，不宜过多，过多则会刺激太强，患者不易接受。电针的选穴，既可按经络选穴，又可结合神经的分布，选取有神经干通过的穴位及肌肉神经运动点。

穴位的配对，如果是神经功能受损，可按照神经分布特点取穴。如面神经麻痹，可取下关、翳风为主；额纹消失、皱额不能，配阳白、攒竹；鼻唇沟变浅，配迎香；口角歪斜，配地仓、颊车。坐骨神经痛除取环跳、大肠俞外，配殷门、委中、阳陵泉等。在针刺主穴和配穴时，最好针感能达到患处，再接通电针仪。

3.刺激参数选择　电针刺激参数包括波形、波幅、波宽、频率和持续时间等，其集中体现为刺激量。电针仪输出的是脉冲电，其刺激量如同针刺手法和药物剂量一样，对临床治疗具有指导意义。临床使用时应据病情选择适当波形，提高疗效。

（1）波型　常见的脉冲波形有方形波、尖峰波、三角波和锯齿波。单个脉冲波可通过不同方式组合而形成连续波、疏密波、断续波和锯齿波等。

（2）频率　是指每秒钟内出现的脉冲个数，其单位为赫兹（Hz）。脉冲的频率不同，其治疗作用也不同，临床使用时应根据不同病情来选用。电针常用频率及适用范围见表2-12。

表2-12　电针频率

频率	波型特点	适用范围
密波	高于30Hz的连续波，能降低神经应激功能，对感觉神经和运动神经能产生抑制作用	常用于止痛、镇静、缓解肌肉和血管痉挛、针刺麻醉等
疏波	低于30Hz的连续波，刺激作用强，能引起肌肉收缩，提高肌肉、韧带的张力。对感觉和运动神经的抑制发生较迟	常用于治疗痿症，各种肌肉、关节、韧带、肌腱损伤等
疏密波	是疏波、密波自动交替出现的一种波形，疏、密交替持续时间约各1.5秒，能克服单一波形易产生适应的缺点。刺激作用较大，治疗时兴奋效应占优势。能促进代谢，促进气血循环，改善组织营养，消除炎性水肿	常用于止痛、扭挫伤、关节周围炎、气血运行障碍、坐骨神经痛、面瘫、肌无力、局部冻伤等
断续波	是有节律地时断、时续自动出现的一种疏波。断时，在1.5秒时间内无脉冲电输出；续时，是密波连续工作1.5秒。断续波形，机体不易产生适应，其动力作用颇强。能提高的肌肉组织的兴奋性，对横纹肌有良好的刺激收缩作用	常用于治疗痿症、瘫痪，也可用作电肌体操训练
锯齿波	脉冲波幅按锯齿状自动改变的起伏波，每分钟16~20次或20~25次，频率接近人体呼吸频率	常用于刺激膈神经，做人工电动呼吸，配合抢救呼吸衰竭

（3）波幅　一般指脉冲电压或电流的最大值与最小值之差，也指它们从一种状态变化到另一种状态的跳变幅度值。电针的刺激强度主要取决于波幅的高低，波幅的计量单位是伏特（V），如电压从0~30V进行反复的突然跳变，则脉冲的幅度为30V，治疗时一般不超过20V。若以电流表示，通常在1mA以下。

（4）波宽　即指脉冲的持续时间，脉冲宽度与刺激强度亦相关，宽度越大则意味着给患者的刺激量越大。电针仪一般采用适合人体的输出脉冲宽度为0.4ms左右。

电针刺激参数与疗效的关系，从刺激强度来说主要取决于波幅的大小。刺激强度要因人而异，一般以中等强度、患者能耐受为宜，过强或过弱的刺激都会影响疗效。

任务　电针操作方法

任务目标

掌握电针仪的使用方法及注意事项。

任务实施

一、电针方法

电针仪在使用前，必须先把强度调节旋钮调至零位（无输出）。再把电针仪上每对输出的两个电极分别连接在两根毫针上。一般将同一对输出电极连接在身体的同侧，在胸背部的穴位上使用电针时，更不可将两个电极跨接在身体两侧。通电和断电时应注意要逐渐加大或减小电流强度，以免给患者造成突然的刺激。临床治疗，一般针刺穴位有了治疗所需的"得气"感后（神志失常、知觉麻木、小儿患者例外），将输出电位器调至0度，负极接主穴，正极接配穴，然后拨开电源开关，选好波型，慢慢调高至所需输出电流量。通电时间一般5~20分钟，如感觉减低，可适当加大输出电流量，或暂时断电1~2分钟后再行通电。电针操作流程见图2-5。

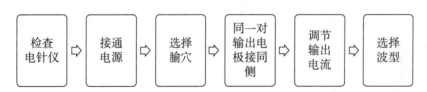

检查电针仪 ⇒ 接通电源 ⇒ 选择腧穴 ⇒ 同一对输出电极接同侧 ⇒ 调节输出电流 ⇒ 选择波型

图2-5　电针仪操作流程图

二、注意事项

1.电针仪使用前必须检查其性能是否良好，输出是否正常。治疗结束时，需将输出调节按钮全部回到零位，关闭电源，然后取下导线。

2.电针感应强时，通电后会产生肌肉收缩，故需事先告诉患者，使其思想上有所准备，更好地配合治疗。开机后输出强度应从零位开始，逐渐由小到大，切勿突然加大刺激量，以免患者出现意外或不适感。

3.患有严重心脏病的患者，在应用电针时应严加注意，避免电流回路经过心脏。安装心脏起搏器者，禁止使用电针。靠近延脑、脊髓等部位使用电针时，电流量宜小，不可过强刺激，以免发生意外。

4.温针灸使用过后的毫针，针柄表面因氧化而不导电，故使用时需将输出线夹在毫针的针体上或者使用新的毫针。

5.年老、体弱、醉酒、饥饿、过饱、劳累等，不宜使用电针。孕妇慎用电针。

项目六　刮痧技术

📖 **项目目标**

　　1.掌握刮痧的操作方法及临床应用。

　　2.了解不同刮痧器具的操作。

👉 **导学情景**

　　情景描述： 杨某，男，60岁，右侧肩关节疼痛3年，近半年肩关节疼痛明显加重，肩关节活动受限，不能上举、后伸，夜间甚则痛醒。至门诊就诊MR检查示：见冈上肌腱水肿，变细，肩峰下有积液，节结间沟水肿，肱二头长头肌腱鞘水肿。给予患者刮痧治疗，肩锁关节、肩峰、冈上、下肌、肱三头肌长头、肩胛骨内、外侧缘出痧多。经3次刮痧治疗后肩周炎疼痛明显缓解，肩关节活动不受限。

项目实施

　　刮痧法是以中医经络皮部理论为基础，运用刮痧器具在体表的一定部位刮拭以防治疾病的方法。其机制在于通过对十二皮部的良性刺激，达到疏通经络、行气活血、调整脏腑功能的作用。

一、刮痧前准备

　　1.刮痧器具　常用刮痧板一般用水牛角或玉石材料制作而成。此外，也可使用边缘光滑、洁净、易于手持、不易损伤皮肤的日常用具，如铜钱、汤勺、瓷片等。

　　2.刮痧介质　治疗之前，为避免皮肤损伤，减轻疼痛，增强疗效，多选用具有润滑或兼有药理作用的刮痧介质。

　　（1）刮痧专用油　多为一些芳香植物或药物的挥发油，具有滋润肌肤、祛风除湿、疏经通络及消炎镇痛等功效，是目前临床较常用的刮痧介质。

　　（2）乳膏制剂　各种具有消肿散结、化瘀止痛作用的乳膏均可使用。

　　（3）其他介质　清水、麻油、红花油等具有润滑或活血作用的日常用品皆可。

　　3.操作者准备　衣帽整洁、洗手、戴口罩。

　　4.患者准备　了解穴位刮痧的目的、方法、注意事项及配合要点。

二、刮痧手法

常用的有平刮、竖刮、斜刮、角刮4种。具体操作特点及适用范围见表2-13。

表2-13　常用刮痧手法

刮痧手法	操作特点	适用范围
平刮	用刮板的平边，着力于施术部位，按一定横向左右进行较大面积的水平刮拭	适合进行大面积的水平向刮拭
竖刮	用刮板的平边，着力于施术部位，方向为竖直上下	适合进行大面积的纵向刮拭
斜刮	用刮板的平边，着力于施术部位，进行斜向刮拭	适用于人体某些部位不能进行平、竖刮的情况下所采用的操作手法
角刮	用刮板的棱角和边角，着力于施术部位，进行较小面积或沟、窝、凹陷地方的刮拭	适用于如鼻沟、风池、耳屏、神阙、听宫、听会、肘窝、腋窝、关节等处

任务　刮痧操作

任务目标

掌握刮痧临床操作方法及注意事项。

任务实施

一、刮痧操作方法

1.操作力度　刮痧时要求用力均匀，一般采用腕力，同时要根据患者的病情和反应调整刮拭的力量。

2.操作顺序　一般按先头面后手足、先腰背后胸腹、先上肢后下肢的顺序，逐步操作。

3.操作方向　刮痧方向一般按由上而下、由内而外单方向刮拭，并尽可能拉长距离。

通常每个患者每次选3~5个部位，每个部位刮拭20~30次，以皮肤出现潮红、紫红色等颜色变化，或出现丘疹样斑点、条索状斑块等形态变化，并伴有局部热感或轻微疼痛为度。

二、注意事项

1.术前注意事项

（1）刮痧时应选择舒适的刮痧体位，以利于刮拭，并可防止晕刮。

（2）刮痧时应注意保暖、避风，尽量少暴露皮肤。

（3）刮痧工具操作前应严格消毒，防止交叉感染。刮拭前需仔细检查刮痧工具，以免刮伤皮肤。

（4）刮拭前需向患者解释相关操作消除其恐惧心理，取得患者配合。勿在患者过饥、过饱及过度紧张的情况下进行刮痧治疗。

2.术中注意事项

（1）不可一味追求出痧而用重手法或延长刮痧时间。

（2）刮拭过程中，要经常询问患者感受。如遇到患者晕刮，出现精神疲惫、头晕目眩、面色苍白、恶心欲吐、出冷汗、心慌、四肢发凉或血压下降、神志昏迷等症状时，应立即停止刮痧。安慰患者，帮助其平卧，注意保暖，饮温开水或糖水。

（3）年老、体弱者及幼儿，刮拭手法宜轻。

3.术后注意事项

（1）刮痧后汗孔开泄，邪气外排，会消耗体内部分的津液，故刮痧后需饮温水一杯，休息片刻。

（2）刮痧治疗后，为避免风寒之邪侵袭，待皮肤毛孔闭合恢复，方可洗浴。

（3）两次刮痧之间宜间隔3~6天。若病情需要缩短刮拭间隔时间，亦不宜在原部位进行刮拭，而应另选其他相关部位进行操作。

📖 **知识链接**

刮痧适应证及禁忌证

刮痧疗法可用于内、外、妇、儿、五官等各科疾病，如感冒、气管炎、呃逆、呕吐、便秘、腹泻、泌尿系统感染、眩晕、失眠、头痛、落枕、急性腰扭伤、痛经、经期发热、急性乳腺炎、中暑等。此外，刮痧还可用于预防疾病和保健强身。

刮痧禁忌证如下。

1.有出血倾向的疾病，如血小板减少性疾病、过敏性紫癜、白血病等，危重病证，如急性传染病、重症心脏病等，忌用本法治疗或慎用本法治疗。

2.新发生的骨折患部、外科手术瘢痕处、恶性肿瘤患者手术后不宜刮痧。

3.传染性皮肤病如痈疮、溃烂及皮肤不明原因的包块等，不宜直接在病灶部位刮拭。

4.孕妇、妇女经期，禁刮三阴交、合谷、足三里等穴位，刮拭手法宜轻。

项目七　穴位特种疗法

项目目标

1.掌握穴位敷贴、穴位埋线的操作方法及临床应用。

2.了解穴位敷贴、穴位埋线的注意事项和禁忌证。

导学情景

情景描述：田某，男，4岁，平素易反复呼吸道感染，有过敏性鼻炎，每于冬春季节发作频繁。于2020年12月首次来门诊进行穴位敷贴调理。选穴：肺俞、脾俞、肾俞、太溪、列缺、大椎、三阴交等穴。之后患儿每季定期于门诊进行体质调理，次年小雪节气，家长代诉患儿发病次数减少，发病时症状减轻，病程减短。

任务一　穴位敷贴法 📱穴位敷贴法

任务目标

1.掌握穴位敷贴法的操作方法和技术。

2.了解穴位敷贴法操作过程中的注意事项。

任务实施

穴位敷贴法是指在某些穴位上敷贴药物，通过药物和腧穴的共同作用，以防治疾病的一种外治方法。若使用某些带有刺激性的药物（如毛茛、斑蝥、白芥子、甘遂等）捣烂或研末，敷贴穴位，引起局部发疱化脓如"灸疮"，则又称为"天灸"或"自灸"，现代也称发疱疗法。

穴位敷贴法既有穴位刺激的作用，又通过皮肤组织对药物有效成分的吸收，发挥明显的药理效应，因而具有双重治疗作用。药物经皮肤吸收，极少通过肝脏代谢，也不经过消化道，使药物保留了更多的有效成分，也避免了口服药物对胃肠的刺激而产生的不良反应。

本法一般无危险性和不良反应，使用较为安全方便，对于老年体弱者、药入即吐者尤为适宜。

一、操作前准备

1.物品准备 75%乙醇、2%碘伏、醋、凡士林、蜂蜜、大蒜头、白芥子末、甘遂末、斑蝥末、雄黄末等，药钵、消毒敷料、消毒毫针、医用胶布、甲紫、消炎膏等。

2.敷贴药物剂型的制作

（1）散剂 将甘遂末取绿豆大一撮置于胶布中央，敷于所选腧穴。

（2）糊剂 将吴茱萸适量加醋调和成糊状，贴敷脐周、涌泉等腧穴

（3）膏剂 用斑蝥末与雄黄末加蜂蜜适量，制成小药丸如绿豆大，贴敷患部等。

（4）饼剂 将白芥子研末，以生姜汁适量调和成蚕豆大药饼，贴敷肺俞、膏肓等腧穴。

3.操作者准备 衣帽整洁、洗手、戴口罩。

4.患者准备 了解穴位敷贴的目的、方法、注意事项及配合要点。

二、操作步骤

1.选穴处方 穴位贴敷法以经络腧穴理论为基础，可通过辨证选取敷贴腧穴，也可选择病变局部的腧穴或选用阿是穴、经验穴以贴敷药物。取穴力求少而精。

2.敷贴方法

（1）选取适当体位，定准穴位，局部皮肤先清洁、消毒。

（2）将药敷于穴位后，用无菌纱布或清洁布带覆盖在敷药之上，外加胶布贴紧固定，或用绷带束紧固定，以防药物流失或药物脱落而灼伤邻近组织。

（3）注意观察腧穴敷贴后的反应，并及时记录。

一般情况下，刺激性小的药物，每隔1~2天换药1次；不需溶剂调和的药物，可适当延长到3~5天换药1次；刺激性大的药物，应视患者的反应和发疱程度确定敷贴时间，数分钟至数小时不等，如需再敷贴，应待局部皮肤基本恢复正常后再敷药，或改用其他有效穴位交替贴敷。对于敷贴部位起水疱者，小的水疱一般不需特殊处理，任其自然吸收；较大水疱应以消毒针具刺破其底部，排尽液体后消毒，并用无菌纱布覆盖，以防止感染。

三、注意事项

1.对于久病、体弱、妊娠、年幼及有严重心脏疾病、肝脏疾病者，应避免敷贴刺激性强、毒性大的药物。

2.糖尿病等患者颜面部位应慎用易发疱药物，使用药量不宜过大。敷贴部位有创伤、溃疡者禁用。

3.对刺激性强、毒性大的药物，贴敷穴位不宜过多，敷贴面积不宜过大，敷贴时间不宜过长，以免发疱过大或发生药物中毒。

4.对于敷贴药物，无论是何种剂型，均应将其固定好，以免移位或脱落。

5.在使用过程中如出现皮肤过敏，如瘙痒潮红、出现小水疱等，或对胶布过敏，

应立即停用。

6.换药时，可用消毒干棉球蘸温水轻轻取黏着的药物，拭净后再敷药。如有发疱，需待局部皮肤基本恢复正常后再敷药。

📎 知识拓展

三伏贴

三伏贴是根据中医"冬病夏治"的理论，对一些在冬季容易产生、复发或加重的疾病，在夏季进行扶正培本的治疗，以鼓舞正气，增加机体抗病能力，从而达到防治疾病的目的；适用于支气管哮喘、慢性支气管炎、支气管扩张、慢性咽炎、鼻炎、慢性阻塞性肺病、反复上呼吸道感染、肺气肿等呼吸系统疾病。三伏贴是在夏季的三伏天进行贴敷，属季节性疗法。"三伏"是初伏、中伏和末伏的统称，是一年中最热的时节。每年出现于阳历7月中旬到8月中旬。

任务二　穴位埋线法

任务目标

1.掌握穴位埋线法的操作方法和技术。
2.了解穴位埋线法操作过程中的注意事项。

任务实施

穴位埋线法是将可吸收性外科缝线埋入穴位内，利用线对腧穴的持续刺激作用，激发经气、调和气血，以防治疾病的方法。穴位埋线法具有刺激性强、疗效持久等特点，可广泛应用于临床各科病证。

一、埋线前准备

1.物品准备　皮肤消毒用品、洞巾、注射器、止血钳、镊子、埋线针或套管式埋线针、可吸收性外科缝线、2%利多卡因、皮肤缝合针、剪刀、无菌纱布及敷料等。

2.操作者准备　衣帽整洁、洗手、戴口罩。

3.患者准备　了解穴位埋线的目的、方法、注意事项及配合要点。

二、埋线方法

1.套管针埋线法　局部皮肤消毒后，取一段适当长度已消毒的可吸收性外科缝线，放入套管针的前端，后接针芯，用一手拇指和食指固定穴位，另一手持针刺入穴位，达到所需的深度，施以适当的提插捻转手法，当出现针感后，边推针芯边退针管，将线埋置在穴位的肌层或皮下组织内。拔针后用无菌干棉球按压针孔片刻。

2. 埋线针埋线法 局部皮肤消毒后，以利多卡因做局部浸润麻醉，一手镊取1cm左右已消毒的可吸收性外科缝线，将线中央置于麻醉点上，另一手持埋线针，缺口向下压线，以15°~45°角刺入皮下，将线推入。也可将线套在埋线针尖后的缺口上，两端用止血钳夹住，一手持针，另一手持钳，切口向下，以15°~45°角将针刺入皮下。缝线完全被置入皮下后，再适当进针0.5cm，然后退针，用无菌干棉球按压针孔片刻，再用无菌敷料包扎，保护创口3~5天。

在穴位两侧1~2cm处，用碘伏做进针点标记。皮肤消毒并做局部麻醉后，用持针器夹住带有可吸收性外科缝线的皮肤缝合针，从一侧局麻点刺入，穿过穴位皮下组织或肌层，从对侧局麻点穿出，捏起两针孔之间的皮肤并紧贴皮肤剪断两端线头，放松皮肤，轻揉局部，使线头完全进入皮下。用无菌干棉球按压针孔片刻，再用无菌敷料包扎，保护创口3~5天。

三、选穴与疗程

一般根据针灸治疗的处方原则辨证选穴，取穴宜少而精，每次埋线1~3穴为宜，多取背部、腰部及腹部等肌肉比较丰厚部位的穴位。在同一穴位做多次治疗时应偏离前次治疗部位。每2~4周埋线1次，3~5次为1个疗程。

四、术后反应及处理

1. 正常反应 由于刺激损伤及缝线刺激，埋线局部可出现无菌性炎症反应，一般无需处理。少数病例切口处有少量渗出液，也属正常现象，可不做处理。若渗液较多，可用酒精棉球擦去，覆盖无菌纱布。埋线后部分患者体温会轻微升高，可持续2~4天，无感染征象，一般也无需处理。

2. 异常反应 少数患者因治疗中无菌操作不当，造成感染。一般在治疗后3~4天出现局部红肿、疼痛加剧，并可伴有发热，应予局部热敷及抗感染处理。个别患者对缝线过敏，治疗后出现局部红肿、瘙痒、发热等反应，甚至切口处脂肪液化、缝线溢出情况，应予抗过敏处理。埋线过程中如遇神经损伤，会出现神经分布区感觉障碍或所支配肌肉瘫痪，应及时抽出缝线，并给予适当处理。

五、注意事项

1. 严格无菌操作，保持创面干燥、清洁，防止感染。

2. 操作要轻、准，防止断针，避免伤及内脏、血管和神经。

3. 埋线最好埋在皮下组织与肌肉之间，肌肉丰厚处可埋入肌层。埋线线头不可暴露于皮肤外面。

4. 皮肤局部有感染或溃疡、肺结核活动期、骨结核、严重心脏病或妊娠期等均不宜埋线。

5. 不同材质的外科缝线选用不同的消毒灭菌方法，尽量用一次性外科缝线，使用剩余的缝线须废弃，不得再次使用。

6. 注意术后反应，有异常情况应及时处理。

项目八　耳穴疗法

📖 **项目目标**

1.掌握常用耳穴治疗操作方法。

2.熟悉耳穴治疗的注意事项。

3.能根据治疗要求迅速准确定位耳穴。

👉 **导学情景**

情景描述：李某，女，26岁，身体肥胖近6年。患者形体壮实（身高160cm，体重76kg），食欲亢进，多食易饥，面红，怕热多汗，口干口臭，小便黄，大便干，舌质红，苔黄厚，脉数有力。经医院检查，诊断为单纯性肥胖，脾胃实热型。耳穴选饥点、脾、胃、三焦、皮质下、神门，用王不留行籽贴压。该患者配合饮食疗法，坚持2周后，体重降至73kg，口臭消失，二便常，气色佳。

任务　常用耳穴治疗方法

任务目标

1.掌握压丸法、针刺法、埋针法等耳穴治疗操作方法。

2.熟悉耳穴治疗的注意事项。

3.能根据治疗要求迅速准确定位耳穴。

任务实施

耳针法是指采用针刺或其他方法刺激耳穴，以诊断防治疾病的一类方法。耳针法以耳穴为刺激部位，耳穴是指分布在耳郭上的一些特定区域。耳针法治疗范围较广，操作方便，对疾病诊断也具有参考价值。

一、操作前准备

1.物品准备　治疗盘、相应针具、贴压物品、探棒、胶布、镊子、75%乙醇或碘伏、棉签、无菌干棉球、消毒胶布等。

2.操作者准备 衣帽整洁、洗手、戴口罩。

3.患者准备 了解耳穴疗法的目的、方法、注意事项及配合要点。

二、操作步骤

1.操作者备齐用物，携至床旁，做好解释，帮助患者选择合适的体位，一般采用坐位，年老体弱、病重或精神紧张者宜采用卧位。

2.核对穴位，手持探棒自耳轮后上方由上而下在选区内寻找耳穴的敏感点。

3.严格消毒，尤其要注意三角窝、耳甲腔、耳甲艇、耳孔周围、耳屏内侧等部位的消毒。针刺法严格无菌操作。

4.治疗操作：耳穴毫针刺法具体治疗操作见表2-15；耳穴埋针法具体治疗操作见表2-16；耳穴压丸法具体治疗操作见表2-17。

表2-15 耳穴毫针刺法

操作流程	操作步骤	注意事项
选择针具	选择28~30号粗细，0.3~0.5寸长度的毫针	
进针	操作者左手拇、食二指固定耳郭，中指托着针刺部的耳背，右手拇、食二指持针，垂直刺入皮肤0.1~0.2寸，达软骨后毫针直立不摇晃为准	左手固定耳廓以掌握针刺的深度并减轻针刺疼痛 刺入深度视患者耳郭局部的厚薄灵活掌握，不透耳背
观察	患者是否有晕针、疼痛等不适情	
留针	留针15~30分钟，慢性病、疼痛性疾病者适当延长留针时间，儿童、年老体弱者可不留针	为提高疗效，留针期间可每隔10分钟运针1次
起针	操作者左手托住患者耳郭，右手迅速将毫针垂直取出，再用无菌棉球压迫针孔	压迫时间不少于5分钟，以免出血
整理	操作完毕，协助患者取舒适体位，清理用物，做好记录并签名	
治疗周期	每天1次或隔天1次，连续10天为1疗程	

表2-16 耳穴埋针法

操作流程	操作步骤	注意事项
选择针具	图钉型皮内针	
进针	左手固定常规消毒后的耳郭，右手持镊子夹住皮内针针柄，轻轻刺入所选耳穴，再用胶布固定	一般埋患侧耳郭，必要时埋双耳
观察	患者是否有晕针、疼痛等不适情况	
留针	每次留针3~5天，留针过程中每日自行轻轻按压3次，每次30~60秒	局部不要沾水，留针过程中出现皮肤疼痛、红肿等炎症现象，及时到医院将针取出
整理	操作完毕，安排舒适体位，清理用物，做好记录并签名	

续表

操作流程	操作步骤	注意事项
起针	留针结束后，先消毒局部，医生左手托住耳郭，右手持镊子掀开胶布带出皮肤针，观察局部皮肤状态，再次消毒	
治疗周期	5次为1疗程	一般不连续2次在同一耳穴埋针

表2-17　耳穴压丸法

操作流程	操作步骤	注意事项
选择压丸材料	多用王不留行籽或磁珠	
压丸	将王不留行或磁珠贴附在约0.6cm×0.6cm胶布中央，用镊子夹住贴在选用的耳穴上，并轻轻按压，使患者感到局部酸、麻、胀、痛或发热感	
观察	患者是否有头晕、疼痛等不适情况	
留丸	压丸后保留3~7天，留埋期间，嘱患者每天按压3~5次，每次每穴按压30~60秒	留丸过程中出现皮肤疼痛、红肿等炎症现象，及时到医院将压丸取下
整理	操作完毕，安排舒适体位，清理用物，做好记录并签名	
取丸	先消毒局部，医生左手托住耳郭，右手持镊子掀开胶布取下压丸，再以碘伏或酒精消毒	
治疗周期	3~7天更换1次，双耳交替，连续5次为1疗程。疗程间休息1~2天后进行下一疗程	一般不连续2次在同一耳穴压丸

二、评价

1.认真查对无差错。

2.操作步骤正确、熟练、动作轻巧。

3.沟通有效，患者能够配合。

三、临床应用

1.选穴组方原则

（1）辨证取穴　根据中医的脏腑、经络学说辨证选用相关耳穴。

（2）对症取穴　既可根据中医理论对症取穴；也可根据西医学的生理病理知识对症选用有关耳穴。

（3）对应取穴　直接选取发病脏腑器官对应的耳穴。

（4）经验取穴　临床医生结合自身经验灵活选穴。

2.适用范围

（1）疼痛性病证　偏头痛、三叉神经痛、肋间神经痛等神经性疼痛；胆绞痛、肾绞痛、胃痛等内脏痛；扭伤、挫伤、落枕等外伤性疼痛；各种手术所产生的伤口痛。

（2）炎症性病证　急性结膜炎、牙周炎、咽喉炎、扁桃体炎、支气管炎、风湿性关节炎、面神经炎等。

（3）功能紊乱性病证　高血压、胃肠功能紊乱、月经不调、心律失常、神经衰弱症、癔症等。

（4）过敏与变态反应性疾病　过敏性鼻炎、支气管哮喘、荨麻疹、过敏性结肠炎等。

（5）内分泌代谢性疾病　单纯性肥胖症、甲状腺功能亢进症、围绝经期综合征等。

（6）其他　用于手术麻醉，预防感冒、晕车、晕船，戒烟、戒毒等。

四、注意事项

1.严格无菌操作。出针后，如针孔发红、胀痛，应及时涂擦2.5%碘伏，防止感染。耳廓冻伤或有炎症，待好转后再行耳穴治疗。

2.年老体弱及高血压患者，进针时手法轻，留针时间短，以防意外。有习惯性流产的孕妇不宜针刺。

3.对扭伤或肢体活动障碍患者，在针刺、留针、留丸期间，适当活动患部或在患部按摩艾灸，有助于提高疗效。

4.治疗时耳穴应轮流选用，埋针或留丸期间，患者自行按摩时，以按压为主，切勿揉搓，以免搓破皮肤造成感染。

5.耳针偶有晕针，其预防和处理方法参照毫针刺法。

项目九　其他中医适宜技术

项目目标

1.掌握热熨疗法和熏洗疗法的基本操作和注意事项。

2.了解热熨疗法和熏洗疗法的注意事项和禁忌证。

导学情景

情景描述：张某，男，66岁，主诉口干乏力加重伴四肢麻木疼痛频作2月，以"消渴病、痹症"收入院。患者四肢末端麻木疼痛，夜间尤甚，周身乏力，口干多饮，头晕头痛，视物模糊，饮食可，睡眠不安，小便频数，大便干燥，舌质暗红，苔薄黄，脉弦涩。中医诊断：消渴病、痹症（阴虚血瘀证）；西医诊断：糖尿病周围神经病变。住院给予中药熏洗治疗，20~30分钟每次，一日1次，14天为1疗程，以温经通络，活血化瘀，通痹止痛。采用熏洗疗法，可直接作用于病灶，改善局部血液循环，可提高疗效、缓解病周围神经病变患者下肢症状。

任务一　热熨疗法

任务目标

1.掌握热熨疗法的基本操作和注意事项。

2.了解热熨疗法的注意事项和禁忌证。

任务实施

热熨疗法是用一些中草药或其他传热的辅料，加热后用布包好，放在人体患病的部位或腧穴上，做来回往返或旋转的移动，它可借助温热之力，将药性由表达里，通过皮肤，循经运行，内达脏腑，疏通经络，温中散寒，畅通气机，镇痛消肿，调整脏腑阴阳，从而达到治病的目的。本法操作简单，取材方便，费用低廉，安全无痛。

一、操作前准备

1.物品准备 中药、双层纱布袋、竹铲、凡士林或薄荷油脂、炒锅、电炉。

2.患者准备 根据热熨部位安排患者体位，暴露热熨部位，必要时屏风遮挡。

3.操作者准备 衣帽整洁、洗手、戴口罩。

4.诊室准备 治疗期间应关闭门窗，注意保暖。

二、操作步骤

将药物置入锅内，用文火炒热至60~70℃后装入双层纱布袋；患者取合适体位，暴露治疗部位，皮肤涂一层凡士林或薄荷油脂；将纱布袋置于治疗部位或相应穴位，上下推移热熨，或固定外敷，力量要均匀，温度高时可轻快地上下推动或回旋转动速度，温度低时上下推动或回旋转动速度可慢、力稍大，若温度过低，应及时更换纱布袋。热熨时间一般为30~60分钟，每天1~2次，药冷可再炒热复用；热熨过程中应注意观察局部皮肤情况，防止烫伤，热熨后擦净局部皮肤。临床常用热熨方法见表2-18。

表2-18 常用热熨方法

常用热熨方法	操作步骤	适应证
坎离砂热熨法	防风、川芎、透骨草各240g、当归180g捣碎混匀，加2%冰醋酸1600g和清水1800g煮沸30分钟过滤，然后倒入用大火煅烧1~2小时的净铁末3000g内搅匀，盖好冷却干燥后备用。用时将坎离砂倒入盆内，加醋200ml拌匀，使其潮湿即可，否则易影响发热效果。拌匀后按治疗需要装入布袋内，发热即可使用。每日或隔日1次，每次40~60分钟，疗程不超过15次	适用于慢性风湿性关节炎、腰肌劳损、关节扭挫伤、肩周炎等
盐熨法	大青盐250~500g、铁锅1口、布袋2条。取将大青盐放在铁锅内，用大火爆炒至烫，立即装进布袋内，用细绳扎紧袋口，再将盐包放在患处熨烫。热力下降后即用另一盐袋更替。每次30~60分钟	适用于痛经、夜间小腿抽筋、坐骨神经痛、胃痛、上吐下泻
麸熨法	麦麸或棉籽壳500g炒热，可加入苍术50g、木香50g、乳香25g、没药25g，再炒1~2分钟。炒时加入一些醋水，使锅内产生热气，炒好后装入布袋，熨烫患处	适用于消化不良、急慢性腹痛、腹泻等症

三、适应证及禁忌证

1.适应证 适用于治疗、解除或缓解跌打损伤、膝关节骨性关节炎、颈腰椎疾病、虚寒性胃脘痛、寒性呕吐、寒痹等病症以及因注射引起的局部肿块。

2.禁忌证

（1）各种原因所致的高热、急性炎症等实热证。

（2）肿瘤、局部皮肤溃烂、急性出血性疾病。

（3）孕妇的腹部和腰骶部，身体大血管处。

（4）神志不清、局部无知觉者。

四、注意事项

1.寒冷季节作热熨治疗时，应注意室内温度，预防感冒。

2.热熨前嘱患者排空小便。

3.根据病情需要，选取舒适治疗体位，治疗头面、颈、肩部，可取端坐位；治疗胸腹部位，可取仰卧位，治疗颈、背、腰、臀部位可取俯卧位。

4.热熨时随时注意患者对热感的反应及局部皮肤变化，以免烫伤。成年人热熨袋内温度保持在50~60℃，老年人、儿童热熨袋内温度不宜超过50℃。

5.操作过程中，操作者要经常检查熨物的温度是否适宜，熨包是否破漏，患者的皮肤是否有烫伤、擦伤等。其间询问患者是否有不适感觉，如有不良反应，应立即停止治疗。

6.纱布袋用后清洗消毒备用，中药可连续使用1周。

任务二　熏洗疗法

任务目标

1.掌握熏洗疗法的基本操作和注意事项。

2.了解熏洗疗法的注意事项和禁忌证。

任务实施

熏洗疗法是以中医药基本理论为指导，把中药煎煮后，先利用蒸汽熏蒸，再用药液淋洗、浸浴全身或局部，使药力渗透到人体皮肤毛窍、经络乃至深层组织，具有温通经络、活血消肿、祛风除湿、疏风散寒、杀虫止痒的功效，可使失去平衡的脏腑阴阳重新调整和改善，促进机体的恢复，达到治病保健的目的。

一、操作前准备

1.**物品准备**　治疗盘、熏洗药液、熏洗用盘（如治疗碗、坐浴椅、有孔木盖浴盆，可根据熏洗部位不同选择）、浴巾、橡胶单、镊子、毛巾、垫枕、水温计、弯盘、纱布。

2.**患者准备**　根据熏洗部位安排患者体位，暴露熏洗部位，必要时屏风遮挡。

3.**操作者准备**　衣帽整洁、洗手、戴口罩。

4.**诊室准备**　治疗期间应关闭门窗，注意保暖。

二、操作步骤

1.**手熏洗法**　水煎取汁3000ml备用。将煎好的药汤趁热倾入脸盆，患者先把手臂置于盆口上方，上覆布单不使热气外泄。待药液不烫手时，把患手浸于药液中洗浴。熏洗完毕后用干毛巾轻轻擦干，避风。适用于风湿性关节炎、类风湿关节炎引起的手腕、手指疼痛肿胀等症。

2. 足熏洗法 水煎取汁5000ml备用。准备好木桶（以高、瘦的木桶为宜）、小木凳、布单、毛巾，将煎好的药汤趁热倾入木桶，桶内置一只小木凳，略高出药液面。患者坐在椅子上，将患足搁在桶内小木凳上，用布单将桶口及腿盖严，进行熏蒸。待药液不烫足时，取出小木凳，把患足浸在药液中泡洗。根据病情需要，药液可浸至踝关节或膝关节部位。熏洗完毕后，用干毛巾擦干患处皮肤，注意避风。适用于风湿、类风湿关节炎引起的下肢疼痛肿胀等症。

3. 结膜炎熏洗法 取药先浸泡30分钟后，大火煎煮15分钟，起锅后先熏眼至药气消退，后用小杯取过滤干净之药汁半量，先低头使杯口环眼周密切接触不漏液，后抬头，眼浴10分钟。

4. 皮肤病熏洗法 以水煎药煮30分钟后，加入少许青盐，再煮片刻，待青盐溶解后进行熏洗，每日1剂，每次20分钟。

三、适应证及禁忌证

1. 适应证 适用于风寒痹证、中风偏瘫、目赤肿痛、跌扑损伤、痛经以及各种皮肤病、肛门疾病等。

2. 禁忌证 急性传染病、重症心脏病、高血压、动脉硬化症、肾脏病等患者，忌用熏洗疗法；妇女月经期及妊娠期不宜坐浴和熏洗阴部。

四、注意事项

1. 在选择熏洗中药时，对皮肤有刺激性或腐蚀性的药物不宜使用，如生半夏、鸦胆子等；药性峻猛或有毒性的药物，如乌头、附子等，应根据病情，严格控制用量、用法。并且防止药液溅入口、眼、鼻中。

2. 煎药过程中，需注意不同中药在煎煮方法上有一定的差别，鱼腥草、薄荷、荆芥、藿香、佩兰等宜后下，石决明、生附子、石膏等宜先煎，苍耳子、蒲黄、车前子等宜包煎，从而保证药物疗效的发挥。

3. 熏洗的具体温度应按熏洗部位、病情及年龄等因素而定。熏洗时药液不宜过热，一般为40~50℃，以防烫伤，需注意老年人、幼儿反应较差者，熏洗药液温度不宜超过45℃，以38~42℃为宜，药物偏凉，应及时更换。

4. 饱食、饥饿以及过度疲劳时，均不宜熏洗；冬季应注意保暖，暴露部位尽量加盖衣被；夏季要避免风吹；全身熏洗后，必须待汗解，穿好衣服后再外出，以免感冒。

任务拓展

请扫描二维码，查看相应PPT及视频，完成相关练习题。

PPT2 PPT3 PPT4 PPT5 PPT6 PPT7

PPT8 PPT9 提插法 穴位敷贴法 习题

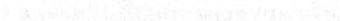

下篇　治疗各论 ▶

项目十　内科病证

📖 项目目标

1.掌握治疗临床常见内科病证的中医适宜技术。

2.熟悉临床常见内科病证的临床表现和辨证分型。

3.了解临床常见内科病证的概念。

任务一　感　冒

一、概述

感冒是由于外感风邪或时行疫毒，导致肺卫失和，以鼻塞、流涕、喷嚏、咳嗽、头痛、恶寒、发热及全身不适等为主要临床表现的外感疾病。一年四季皆可发病，尤以春、冬季节多发。若病情较重，并在一个时期内在某一地区内引起广泛流行者，称为"时行感冒"。

本病相当于西医学的普通感冒、流行性感冒和上呼吸道感染。

本病多因感受风邪或时行疫毒侵袭人体，使其卫表失和，肺失宣降，肺卫功能失调所致。风邪常兼夹时令邪气而侵袭人体。由于机体抗病力减弱，当气候变化，寒暖失常之时，人体卫外功能不能适应，邪气由皮毛口鼻侵入，引起一系列肺卫症状。

由于感受邪气的不同及素体的差异，所以临床证候表现有风寒、风热及夹湿、夹暑、夹燥、夹虚的不同，在病程中又可见寒热转化的错杂表现。

二、临床表现

1.**风寒感冒**　恶寒重，发热轻，无汗，鼻塞，时流清涕，喷嚏，喉痒，咳嗽，痰液清稀，头痛，肢节酸疼，舌苔薄白，脉浮紧。

2.**风热感冒**　发热，微恶寒，汗出不畅，鼻塞，流浊涕，口干而渴，咽喉肿痛，咳嗽，痰黄而稠，头胀痛，舌苔薄白或薄黄，舌尖红，脉浮数。

3.暑湿感冒　夏季多见，发热，汗出热不解，鼻塞，流浊涕，头晕重胀，身重倦怠，心烦口渴，胸闷欲呕，舌质红，苔黄腻，脉濡数。

三、治疗

治法　疏风、散寒、清热，宣肺透邪，解表和中为主。

（一）毫针刺法

1.主穴　风池、合谷、大椎

2.配穴　①风寒加列缺、风门、后溪；②风热加外关、曲池；③暑湿加中脘、足三里、阴陵泉；④邪盛体虚加肺俞、足三里；⑤鼻塞流涕加迎香；⑥头痛加印堂、太阳；⑦咽喉肿痛加少商。

3.操作　①毫针浅刺，用泻法或平补平泻；②风寒者可加灸，风热者少商、大椎用三棱针点刺放血；③暑湿者平补平泻；④体虚者用平补平泻并可加灸；⑤背部腧穴注意针刺角度和深度，勿刺伤脏腑；⑥每日一次，每次留针20~30分钟。

（二）拔罐

1.留罐法

（1）取穴　大椎、身柱、大杼、风门、肺俞。

（2）操作　在上述穴位针刺后加拔火罐。每日或隔日1次，10次为1疗程。本法对风寒、风热型感冒均可用。

2.走罐法

（1）部位　膀胱经第一侧线、膀胱经第二侧线。

（2）操作　在膀胱经第一侧线和第二侧线的循行线上走罐，上至大杼，下至大肠俞，火罐吸附的强度和走罐的速度以患者能耐受为度。左右交替刺激，使皮肤潮红、充血为度。最后将火罐停留于大椎穴上，留罐5~10分钟。

（三）艾灸

1.取穴　大椎、风门、外关、足三里。

2.操作　上述穴位用艾条悬灸，每穴5分钟左右，至局部皮肤潮红为度。适用风寒感冒，有预防感冒的作用。

（四）刮痧

1.部位　颈项部、背部。

2.操作　患者取坐位，刮颈部正中线，沿督脉从哑门至大椎穴用直线刮法，重点可刮大椎穴。刮两侧颈肩部，用弧线刮法由风池开始，自上而下，经肩井刮向肩端。患者取坐位或俯卧位，刮背部督脉、两侧膀胱经，以1~7胸椎为重点。刮至皮肤紫色出血点为止，不可一味追求出痧而用重手法或延长刮痧时间，注意防止刮破皮肤。

（五）三伏灸疗法

1.药物　生白芥子、细辛各1份，甘遂、延胡索各半份，烘干磨粉，用生姜汁调成稠糊状，做成直径2.0cm，厚约0.5cm大小饼状，正中放少许麝香备用。

2.主穴　大椎、风门、肺俞、定喘、膏肓。

3.操作　将新鲜生姜切成5分硬币厚，2cm×2cm大小的姜片备用，取精细艾绒制作成底宽1cm大小的圆锥形艾炷数壮，每次敷贴药饼前先于大椎、风门行隔姜灸，每穴灸3壮，灸至皮肤潮红为度，然后将做好的药饼置于穴位上，用4cm×4cm的胶布固定。每次贴药时间视年龄而定，15岁以下者贴4~6小时，15岁以上者贴8~24小时，于每年夏季三伏天上午11时以前为佳，初、中、末伏各贴药1次。在贴药期间如皮肤感觉特别疼痛者可提前取下。按时取下者，如局部水疱较大，应用消毒针筒穿破水疱、排干、局部消毒。治疗期间需避风寒。

四、注意事项

感冒与某些传染病早期症状相似，必须注意观察加以鉴别；本病发病率较高，特别是时行感冒，多在人口密集的公共场所传播流行，因此预防尤为重要；平时注意保持室内通风，坚持锻炼身体，提高自身的防病能力。

任务二　咳　嗽

一、概述

咳嗽是指肺失宣降，肺气上逆，发出咳声，或咳吐痰液为主症的一种肺系疾病。咳嗽为肺系统疾病的主要症状，临床十分常见。有声无痰谓之咳，有痰无声谓之嗽，有痰有声谓之咳嗽。临床中多痰声并见，很难截然分开，故称咳嗽。

根据其发病原因，可分为外感咳嗽与内伤咳嗽两大类。外感咳嗽多因外感风寒、风热风燥之邪，从口鼻皮毛而入，肺卫受感，于是肺气壅遏不宣，清肃失常，脏腑功能失调所致；内伤咳嗽则为他脏病变，累及肺脏而致。或脾失健运，聚湿生痰，上犯于肺；或肝郁化火，上逆烁肺，肺失清肃均可导致咳嗽。一年四季皆可发病，以冬、春季节多见。

本病相当于西医学的上呼吸道感染，急、慢性支气管炎，支气管扩张，肺结核，肺炎等病。

二、临床表现

（一）外感咳嗽

1.**风寒袭肺** 咳嗽喉痒，痰液稀薄，色白，头痛，鼻塞，流清涕，恶寒，发热，无汗，苔薄白，脉浮紧。

2.**风热犯肺** 咳嗽咽痛，咯痰色黄或稠，咳痰不爽，身热头痛，口渴，鼻流黄涕，舌质红，苔薄黄，脉浮数或浮滑。

3.**风燥伤肺** 干咳无痰，或痰少而黏，不易咯出，口唇干燥，咳甚则胸痛，或痰中带有血丝，口干，咽干而痛，或鼻塞，头痛，恶寒，身热，舌质红，苔白或薄黄且干而少津，脉浮数或细数。

（二）内伤咳嗽

1.**痰湿蕴肺** 咳嗽反复发作，咳声重浊，尤以晨起咳甚，痰多，痰黏腻或稠厚成块，色白或带灰色，痰出则咳缓，体倦，脘痞，食少，腹胀，大便时溏，舌苔白腻，脉濡滑。

2.**痰热郁肺** 咳嗽气息粗促，或喉中有痰声，痰多质黏厚或稠黄，咳吐不爽，或有热腥味，或吐血痰，胸胁胀满，咳时胸胁引痛，面赤身热，口干而黏，欲饮水，舌质红，舌苔薄黄腻，脉滑数。

3.**肝火犯肺** 气逆作咳，咳时面赤，咽干口苦，痰少而稠，常感痰滞咽喉而咳之难出，胸胁胀痛，咳时胸胁引痛，症状可随情绪波动而增减，舌质红，舌苔薄黄少津，脉弦数。

4.**肺阴亏虚** 干咳，咳声短促，或痰中带有血丝，午后潮热，颧红，手足心热，盗汗，口干，日渐消瘦，神疲，舌质红，少苔，脉细数。

三、治疗

治法 祛风、散寒、清热，调补肺气、宣肺止咳为主。

（一）毫针刺法

1.外感咳嗽

（1）主穴 肺俞、列缺、合谷。

（2）配穴 外感风寒加风门；外感风热加风池、大椎；咽痛加少商穴点刺放血。

2.内伤咳嗽

（1）主穴 肺俞、中府、太渊、三阴交。

（2）配穴 痰湿蕴肺加阴陵泉、丰隆；肝火犯肺加行间、鱼际；胸痛加膻中；咯血加孔最；盗汗加阴郄；气短乏力加足三里、气海。

3.**操作**　毫针刺法；风寒针灸并用，针用泻法；风热针用泻法，大椎、少商点刺出血；燥热针用平补平泻法；痰湿蕴肺针灸并用，针用平补平泻法；肝火犯肺只针不灸，针用泻法；痰热郁肺用泻法，不灸；肺阴亏虚只针不灸，针用平补平泻法。胸及背部腧穴注意针刺角度和深度，勿刺伤脏腑。每日一次，每次留针20~30分钟。

（三）拔罐

1.**取穴**　大椎、风门、肺俞、膏肓、脾俞、肾俞、命门。

2.**操作**　在督脉、两侧膀胱经第一侧线上进行操作，重点取上述穴位，留罐10~15分钟，每日1次。常用于风寒感冒。

（四）艾灸

1.**取穴**　大椎、肺俞、风门、膏肓。

2.**操作**　用艾条灸。每天治疗1次，每次5~10分钟，以皮肤潮红为度，可与针刺配合应用。适用于风寒型外感咳嗽或内伤咳嗽如慢性支气管炎。

（五）三伏贴疗法

1.**取穴**　肺俞、风门、定喘、膏肓、膻中、丰隆、足三里。

2.**操作**　用白附子16g、洋金花48g、川椒33g、樟脑3g，制成100g粉剂，将药粉少许放置在上述穴位上，用胶布贴敷，每3~4天更换一次，每次贴药时间视年龄而定，于每年夏季三伏天上午11时以前为佳，初、中、末伏各贴药1次。此法更于适合慢性咳嗽。

任务三　胃　痛

一、概述

　　胃痛又称胃脘痛，由于脾胃受损，气血失调所引起的，以胃脘部经常发生疼痛为主症的病证。由于痛及心窝部，古人又称"心痛""心下痛"等。胃痛的发生主要是胃失和降，气机壅滞，"不通则痛"；或胃失温煦，失于濡养，"不荣则痛"；或感受寒邪，内犯于胃；或进食生冷，寒积于中，胃气不和；或忧思恼怒，气郁伤肝，肝失条达，横逆犯胃。或脾胃虚寒或禀赋不足，中阳素虚，内寒滋生，胃失温降。

　　本病相当于西医学的急慢性胃炎，胃及十二指肠溃疡，胃癌，胃神经官能症，慢性胰腺炎，慢性胆囊炎等病。

二、临床表现

　　1.**寒邪犯胃**　胃痛暴作，恶寒喜暖，得温痛减，遇寒加重，口淡不渴，或喜热饮，舌淡苔白，脉弦紧。

2.肝气犯胃 胃脘胀痛，连及两胁，或走窜不定，嗳气频频，或兼呕逆酸苦，面色萎黄少泽，情绪不稳定，睡眠不佳，纳呆，发作或加重与情绪变化有关。苔多薄白，脉弦滑。

3.胃中蕴热 胃脘灼痛，得凉痛减，遇热加重，烧心嘈杂，口干喜冷饮，口臭，尿赤，或口疮，便秘等，舌质红，苔黄少津，脉滑数。

4.胃阴不足 胃脘隐隐灼痛，嘈杂似饥，饥而不欲食，口干不欲饮，咽干唇燥，大便干结，多见于热病之后或胃病日久，舌体瘦，质嫩红少津，少苔或无苔，脉细弦或细数。

5.脾胃虚寒 胃脘隐痛，得温则减，喜暖喜按，泛吐清水，神疲乏力，面色白，畏寒肢冷，口淡纳呆，大便稀溏，舌胖而淡，有齿痕，苔薄白，脉沉细无力。

三、治疗

治法 健脾和胃，温胃散寒，行气止痛。

（一）毫针刺法

1.主穴 中脘、内关、足三里、公孙。

2.配穴 寒邪加梁门、胃俞；肝郁加太冲、期门、阳陵泉；胃热加行间、内庭；胃阴虚加太溪、三阴交；脾胃虚寒加脾俞、胃俞、关元；胃痛甚加梁丘；胁痛、嗳气加阳陵泉、丘墟；食滞加下脘、内庭。

3.操作 实证用泻法，虚证用补法，实寒和虚寒加灸，胸腹部腧穴注意针刺角度和深度，勿刺伤脏腑。每日一次，每次留针20~30分钟。10天为一个疗程。

（二）拔罐

1.取穴 中脘、章门、脾俞、胃俞、足三里。

2.操作 针后拔罐，每次留罐10~15分钟，每日一次，适用于虚寒性胃痛。

（三）艾灸

1.取穴 中脘、脾俞、胃俞、足三里、关元、神阙。

2.操作 用艾条灸，每日一次，每次5~10分钟，以皮肤潮红为度，可与针刺配合应用。神阙穴用隔姜灸，适用于虚寒性胃痛。

（四）刮痧

1.背部 患者俯卧位，刮脊柱两侧的脾俞、胃俞的区域，每侧刮20~30次。

2.腹部 刮任脉从鸠尾到神阙穴，重点刮上脘、中脘、下脘等穴位，刮15~20次；刮腹部两侧的足阳明胃经，由上而下，力量均匀和缓，重点刮天枢穴，每侧各

10~15次。

3.上肢 刮前臂手阳明大肠经区域,重点刮手三里穴,每侧刮10~15次;刮前臂手厥阴心包经区域,重点刮内关穴,每侧刮10~15次。

4.下肢 刮小腿外侧足阳明胃经区域,重点刮足三里穴,每侧刮10~20次。

知识拓展

临床上胃痛需与"真心痛"相鉴别。《灵枢·厥论》篇"真心痛"中的"心痛甚,手足青至节,旦发夕死,夕发旦死",类似西医学冠心病的心绞痛。

胃痛患者应注意调节饮食,保持乐观的精神,戒烟酒,进食要定时定量,少食多餐,可减少复发,促进康复。如出现溃疡出血、穿孔等重症,应及时采取急救措施治疗。

任务四 面 瘫

一、概述

面瘫是以突然面部麻木,口角向一侧歪斜,眼睑闭合不全为主症的疾病,俗称"口眼歪斜""口僻"。本病不受年龄和性别限制,以青壮年为多见,无明显季节性。多由劳累过度,机体正气不足,脉络空虚,卫外不固,面部经络感受风寒或风热之邪,脉络失养,气血痹阻,肌肉纵缓不收,发为本病。

本病相当于西医学的周围性面神经麻痹或周围性面神经炎。

二、临床表现

本病常急性发作,多在睡眠醒来时,出现一侧面部肌肉板滞、麻木、瘫痪,额纹消失,眼裂变大,露睛流泪,鼻唇沟变浅,口角下垂歪向健侧,患侧不能皱眉、蹙额、闭目、露齿、鼓颊;部分患者初起时有耳后疼痛,还可出现患侧舌前2/3味觉减退或消失、听觉过敏等症。

1.风寒证 兼见发病时面部有受凉史,舌淡,苔薄白。

2.风热证 继发于感冒发热,舌红,苔薄黄。

3.气血不足 病程较长,可伴肢体倦怠无力、面色淡白、头晕等。

三、治疗

治法 祛风通络,疏调经筋。

（一）毫针刺法

1.主穴 阳白、颧髎、颊车、地仓、翳风、合谷。

2.配穴 风寒证加风池、列缺；风热证加外关、曲池；气血不足配足三里、气海。人中沟歪斜配水沟；鼻唇沟浅配迎香；颜唇沟歪斜配承浆；舌麻、味觉减退配廉泉；目合困难配攒竹、昆仑；流泪配承泣；听觉过敏配听宫、中渚。

3.操作 在急性期面部穴位手法宜轻，针刺宜浅，取穴宜少，肢体远端的腧穴手法宜重。

（二）刺络拔罐

1.取穴 阳白、颧髎、地仓、颊车。

2.操作 三棱针点刺，拔罐，每周2次。出血不宜过多，适用于面瘫恢复期。

（三）穴位贴敷

1.取穴 太阳、阳白、颧髎、地仓、颊车

2.操作 将马钱子锉成粉末0.3~0.6g，撒于胶布上，然后贴于穴位处，5~7天换药1次。或用蓖麻仁捣烂加少许麝香，取绿豆大一粒，贴敷穴位上，每隔3~5天更换1次。或用白附子研细末，加少许冰片做面饼，穴位贴敷，每日1次。

（四）中药熏洗

1.药物 红花10g、生艾叶15g、五加皮15g、白矾10g、伸筋草30g、桑枝30g、透骨草15g、秦艽12g、制川乌10g、制草乌10g、白附子10g、独活12g、赤芍15g、花椒12g。

2.操作 取一剂用食醋拌至湿为主，装入10cm×10cm的纱布袋中，放入锅内蒸20分钟后，先用热气熏蒸患侧面部，待袋温降低后，直接热敷于面部患侧15~30分钟。

（五）艾灸

1.主穴 患侧的颊车、地仓、迎香，健侧的合谷。

2.配穴 露睛流泪加阳白；耳后、耳下及面部疼痛者加翳风。

3.操作 放上一块约2mm厚的姜片，然后点燃艾条，在姜片上温灸，温度以患者能忍受为度，轮流温灸各个穴位，治疗大约15分钟，每天2次。

📖 **知识链接** ....

　　周围性面瘫的预后与面神经的损伤程度密切相关，肌电图可作为判断面神经损伤程度的辅助检查。一般由无菌性炎症导致的面瘫预后较好，而由病毒等感染所致的面瘫，如亨特氏面瘫，预后较差。

　　针灸治疗周围性面瘫有很好的疗效。部分患者病程迁延日久，可因瘫痪

肌肉出现挛缩，口角反牵向患侧，出现面肌痉挛，形成"倒错"现象，为面神经麻痹后遗症，疗效较差。

知识拓展

周围性面瘫与中枢性面瘫的比较

中枢性面瘫眼睑以上面部表情肌未出现瘫痪，故患者闭眼、皱眉、扬眉动作均正常，病变对侧眼睑以下的表情肌出现瘫痪，即颊肌、口轮匝肌等出现麻痹，患者该侧鼻唇沟变浅、口角下垂。一般无味觉及泪液、唾液分泌障碍，不伴有听力改变。

周围性面瘫出现同侧所有面肌瘫痪，患者不能进行皱眉、皱额、闭眼、露齿、鼓腮等动作，并伴有鼻唇沟变浅及口角下垂。病侧舌前2/3的味觉出现减退，并伴有唾液分泌障碍。

项目十一　皮外伤科病证

任务一　腰　痛

一、概述

　　腰痛是以自觉腰部疼痛为主症的病证，又称"腰脊痛"。其发生常与感受外邪、跌仆损伤、年老体衰、劳欲过度等因素有关。本病与肾及足太阳膀胱经、督脉等关系密切。基本病机是经络气血阻滞，或精血亏虚，经络失于温煦、濡养。

　　西医学的腰肌劳损、棘间韧带损伤、肌肉风湿、腰椎及椎间盘病变等，肾脏病变以及妇女的盆腔疾患等常可放散到腰部引起腰痛。

二、临床表现

　　本病主要表现为腰部疼痛。

（一）辨经络

　　1.**督脉证**　疼痛位于腰脊中线部，并有明显压痛。

　　2.**足太阳经证**　疼痛位于腰脊两侧，并有明显压痛。

（二）辨证候

　　1.**寒湿腰痛**　腰部有受寒史，阴雨风冷时加重，腰部冷痛重着、酸麻，或拘挛不可俯仰，或痛连臀腿，舌苔白腻，脉沉。

　　2.**瘀血腰痛**　腰部有扭挫或陈伤史，劳累、晨起、久坐加重，腰部两侧肌肉触之有僵硬感，痛处固定不移，舌暗，脉细涩。

　　3.**肾虚腰痛**　起病缓慢，隐隐作痛，或酸多痛少，乏力易倦，脉细。

三、治疗

治法 舒筋活络，通经止痛。

（一）毫针刺法

1. **主穴** 肾俞、大肠俞、阿是穴、委中。
2. **配穴** 督脉证加命门、后溪；足太阳经证加昆仑。寒湿腰痛加腰阳关；瘀血腰痛加膈俞；肾虚腰痛加志室、太溪。腰骶疼痛配次髎、腰俞；腰眼部疼痛明显配腰眼。
3. **操作** 寒湿证加灸法；瘀血证局部加拔火罐，委中刺络放血。

（二）刺络拔罐

1. **取穴** 委中、阿是穴。
2. **操作** 用三棱针在腰痛局部或委中散刺出血，或用皮肤针针刺出血，后加拔火罐。适用于寒湿腰痛和瘀血腰痛。

（三）艾灸

1. **主穴** 肾俞、腰阳关、大肠俞、气海俞、阿是穴。
2. **操作** 患者取俯卧位，暴露腰部，将鲜姜切成直径2~3cm、厚0.2~0.3cm的薄片，中间以针刺数孔，然后将姜片置于肾俞、腰阳关、大肠俞、气海俞、阿是穴等穴，再将扁豆大小艾炷放在姜片上点燃施灸，当艾炷燃尽，再易炷施灸。灸7壮，以使皮肤红润而不起疱为度。如未愈，隔一周再做1次。

（四）中药熏蒸

1. **药物** 金毛狗脊30g、杜仲30g、川断30g、制川乌20g、制草乌20g、威灵仙25g、鸡血藤20g、细辛20g、制乳香20g、制没药20g、独活25g、木瓜20g、土鳖虫20g、桃仁20g、红花20g、透骨草20g、当归20g、川芎20g、怀牛膝30g。
2. **操作** 上述药物混匀，装入布袋中，冷水浸泡一小时后煎煮30分钟，取汁1500ml，作为熏蒸药液，采用中药熏蒸治疗仪，嘱患者取仰卧位，尽量暴露腰部皮肤，调整熏蒸窗位置，使之正对腰部患处，上覆衣被使之封闭，设定温度50~55℃，时间为30分钟。适用于寒湿腰痛。

任务二 漏肩风

一、概述

漏肩风是指以早期肩部酸重疼痛，肩关节功能活动障碍和后期肩周肌肉萎缩为主症的一种常见疾病。本病又称"肩凝症""冻结肩"，多发于50岁左右的人群，故又有"五十肩"之称。女性发病率高于男性。

西医学的肩关节周围炎、肱二头肌长头腱鞘炎、冈上肌肌腱炎或肩峰下滑囊炎，可参考本节辨证治疗。

本病多因气血不足，风寒湿邪侵袭肩部，血受寒则凝，荣卫失调，筋脉拘急，局部气血痹阻不通，不通则痛，发为本病。

二、临床表现

本病主要表现为肩关节周围酸重疼痛、功能活动障碍。

早期以局部畏寒怕冷、剧烈疼痛为主，日轻夜重，常因天气变化及劳累而诱发或加重，功能活动尚可；后期则以肩部功能障碍为主，患肢上举、外展、后伸、内收等动作均受限，若病情迁延日久，肩关节障碍愈重，患部肌肉可见萎缩，疼痛反而减轻。

1.手太阴经证　疼痛以肩前中府穴为主，后伸时加剧。

2.手阳明经证　疼痛以肩外侧前部肩、臂臑穴处为主，三角肌压痛。

3.手少阳经证　疼痛以肩外侧后部肩穴处为主，外展时疼痛加剧。

4.手太阳经证　疼痛以肩后侧肩贞、臑俞穴处为主，肩内收时疼痛加剧。

三、治疗

治法　舒筋解痉，松解粘连，滑利关节。

（一）毫针刺法

1.取穴　阿是穴、肩髃、肩髎、肩贞、阳陵泉。

2.配穴　手太阴经证者加尺泽、列缺；手阳明经证者加曲池、合谷；手少阳经证加合谷、外关；手太阳经证者加后溪、臑俞；痛者在阳明、太阳经者加条口透承山。

3.操作　毫针刺，用泻法或平补平泻法，局部穴位可加灸法；也可先刺远端穴位，行针后让患者活动肩部。每日1次，留针20~30分钟。

（二）刺络拔罐

1.取穴　阿是穴。

2.操作　对肩部疼痛明显者，选取2~3个压痛点，以痛点为中心常规消毒，用皮肤针中强度叩刺患部，使局部皮肤微微渗血，再加拔火罐；也可用三棱针在痛点点刺2~3针致少量出血，再加拔火罐；留罐15分钟，每周2次。

（三）艾灸疗法

1.取穴　肩井、肩髃、秉风、天宗、肩贞、曲池、合谷、阿是穴。

2.**操作**　用艾条悬灸相应穴位及阿是穴，每穴灸治5~15分钟，以局部皮肤红晕热透为度。每天1次，3周为一疗程。

（四）刮痧疗法

1.**部位**　斜方肌、三角肌、肩胛提肌、冈上肌、冈下肌、大小圆肌、肱二头肌、肱三头肌的体表区。

2.**操作**　先在上述区域用75%乙醇做皮肤常规消毒，再涂适量刮痧油，用消毒过的刮痧板采用面刮法，自上而下，由内而外刮拭，至出痧为止，间隔3天治疗一次。

（五）中药熏蒸

1.**药物**　红花20g、艾叶20g、木瓜30g、制乳香20g、制没药20g、独活15g、威灵仙20g、防风15g、桂枝30g、片姜黄20g、白芷30g、制川乌10g、制草乌10g、细辛10g、透骨草20g、当归30g、川芎20g。

2.**操作**　上述药物混匀，装入布袋中，冷水浸泡1小时后煎煮30分钟，取汁1.5~2L，作为熏蒸药液，采用中药熏蒸治疗仪，嘱患者取仰卧位，尽量暴露肩部皮肤，调整熏蒸窗位置，使之正对肩部患处，上覆衣被使之封闭，设定温度50~55℃，时间为30分钟。在熏蒸时嘱咐患者自行旋转活动肩关节。

📎 知识拓展 --

对肩关节粘连、肌肉萎缩者，配合推拿治疗效果更好。推拿时手法要柔和，不可施加暴力，以免造成损伤。肩关节疼痛减缓，肿胀消失后，应在医生指导下根据具体情况进行患侧肢体的功能锻炼，如爬墙、体后拉手、前臂外旋、环转运动等。

应注意肩部保暖，避免风寒侵袭。

任务三　落　枕

一、概述

落枕又称失枕，临床上以急性单纯性颈项部肌肉痉挛、强直、酸痛，颈项部活动不利为主要症状。多因睡眠时睡姿不良，枕头不合适、过高、过低或过硬，或长时间伏案工作，或翻身时颈部肌肉不协调用力而损伤，造成胸锁乳突肌、斜方肌、肩胛提肌等水肿、痉挛所致。常见于青壮年，一年四季均可发生，春冬两季发病率较高。轻者一周内自愈，重者疼痛剧烈，可延至数周。

中医学认为，本病多因平素缺乏锻炼，身体衰弱，气血不足，舒缩活动失调，或劳累后颈项部又感风寒侵袭，致寒凝血滞，筋络痹阻，经脉气血运行不畅引起，属于中医学"痹病"范畴。

二、临床表现

突发性（多在睡眠后）出现一侧颈项部疼痛症状，头颈部转动和俯仰困难。颈项部肌肉紧张，胸锁乳突肌或斜方肌痉挛，可触及条索状肌束，有明显压痛，严重者可有肩背部或一侧上臂的牵涉痛。由外感风寒所致者，恶风怕冷，风寒刺激后症状加重。各项试验无神经根性压迫症状，X线检查一般无特殊发现。

1.**风寒袭络** 有明显的感受风寒史，或伴恶寒发热、头痛者。

2.**气滞血瘀** 颈项部刺痛，固定不移，且有明显的夜卧姿势不当或颈项外伤史。

三、治疗

治法 通经活络，调和气血。

（一）毫针刺法

1.**取穴** 阿是穴、落枕、肩井、天柱、后溪、悬钟。

2.**配穴** 风寒袭络加风池、合谷；气滞血瘀加内关、合谷。

3.**操作** 毫针刺用泻法。先刺远端落枕、后溪、悬钟穴，持续捻转行针，若针感上传效果更佳，嘱患者慢慢活动颈部，然后再针刺肩颈局部腧穴。一般颈项疼痛立即缓解，数次即愈。

（二）艾灸

1.**取穴** 大椎、大杼、天柱、天宗、肩中俞、阿是穴。

2.**配穴** 背部疼痛加后溪；头痛、恶寒加风池。

3.**操作** 艾条悬灸，每穴灸治5~10分钟。如该处出现跳痛、蚁咬、针扎、热流窜动感觉，可适当延长艾灸时间，至以上感觉减弱为宜。

（三）电针

1.**取穴** 悬钟、后溪。

2.**操作** 让患者坐在靠背椅上，放松全身肌肉，暴露穴位。先取双侧悬钟穴，术者持2.5寸毫针双手同时进针，直刺1.5~2寸。后选双侧后溪穴，直刺0.3~0.5寸，使之产生酸胀沉麻感，然后按操作规范接通电针治疗仪，强度以患者能耐受为度，每次15~20分钟。治疗期间令患者前后左右转动头颈部，活动范围由小逐渐增大。

（四）刺络拔罐

1.**取穴** 肩背部痛点、阿是穴。

2.**操作** 取肩背部压痛明显的阿是穴每次1~2穴，常规局部消毒后，梅花针轻叩后加拔火罐，至局部出血少许。

（五）中药熏蒸

1.**药物** 桂枝15g、赤芍15g、透骨草15g、威灵仙15g、制没药10g、防己15g、伸筋草10g、红花10g、乳香10g。

2.**操作** 以上药物煎好后，注入蒸发器内，嘱患者暴露患处，平躺在熏蒸床上，经保暖后进行熏蒸治疗。熏蒸时间每次30分钟，每日1次。在治疗期间，注意询问患者舒适度，观察患者的反应。

（六）走罐

1.**取穴** 依据疼痛、压痛部位定取阿是穴。依经络循行部位，确定走罐范围。

2.**操作** 采用大、中、小号玻璃火罐，先在选定的走罐部位的皮肤上涂抹润滑油，采用大小适当的火罐拔罐，循经往返运动，至皮肤潮红或红紫，并出现成片的痧疹为度。一般背部用中号或大号罐，颈部用中号或小号罐，骨缝及关节处多用小罐。每日1次，2次为1个疗程。

（七）刮痧

1.**桥弓刮** 自乳突沿胸锁乳突肌自上而下刮至锁骨上窝。

2.**八字刮** 自肩胛提肌起点附近沿其走行方向刮至其止点（肩胛内上角），在其止点做点、按、揉等复合性手法。

3.**项丛刮** 以后项部督脉经3穴（脑户、风府、哑门）为主要刺激点。辅以枕外隆凸下至乳突根部，沿颅骨下肌层左右各分成6等份，以每1个等份为1个刮拭带，左右两侧共计12个。

（八）中药外敷

1.**药物** 生川乌头15g、生草乌头15g、干姜30g、红花30g、莪术30g、三棱30g、归尾30g、川芎30g、羌活30g。

2.**操作** 将上药制成粉，放入小碗中用文火加热，一边搅拌一边加水，直到成黏糊状。施治时先将制好的中药平铺在油纸上，之后找出患者疼痛最为明显的地方贴敷，四周用医用胶带固定，1天更换1次。

任务四 肱骨外上髁炎

一、概述

肱骨外上髁炎是指以肘关节外上髁周围软组织局限性疼痛，伸腕和前臂旋前功能受限为主要临床症状表现的一种病症。发病可因急性扭伤或拉伤而引起，但多数患者发病缓慢，一般无明显外伤史。常见于需反复做前臂旋前、用力伸腕的成年人，如网球运动员、木工、钳工、水电工等，因网球运动员好发，故又名"网球肘"。

中医学认为，本病多由气血虚弱，血不荣筋，肌肉失却温煦，筋骨失于濡养，加上局部长期反复扭拉刺激致劳损，损伤后瘀血留滞，气血运行不畅，经络不通而致。本病属中医学"伤筋""肘劳"范畴。

二、临床表现

肘后外侧酸痛，在肱骨外上髁部有局限压痛点，压痛可向桡侧伸肌腱总腱方向扩散。轻者不能端提重物、拧衣物；重者疼痛为持续性，甚至提物时有突然失力、持物坠落现象。一般病变局部无发红现象，肘关节屈伸活动不受影响。部分患者每在肘部劳累、阴雨天时疼痛加重。

三、治疗

治法　舒筋通络，活血止痛。

（一）毫针刺法

1.取穴　阿是穴、曲池、肘髎、手三里。

2.配穴　手阳明经筋证加曲池、手三里、合谷；手太阳经筋证加阳谷、小海；手少阳经筋加外关、天井。

3.操作　毫针用捻转泻法，得气后留针，局部用艾条温和灸20分钟，每日1次，每次留针30分钟，10次为一疗程。

（二）温针加火罐

1.取穴　阿是穴、曲池、手三里、肘髎。

2.操作　在患侧压痛最明显处快速直刺至病所，行大幅度捻转提插手法，中强刺激量，使患者局部产生强烈的酸胀感，然后退针至皮下，分别以45°左右的角度向左右深刺，行同样手法，患者出现酸胀感时留针。其余穴位用捻转提插泻法。留针时，在针柄上套置长1.5cm左右的艾条，点燃接近皮肤的一端施灸，使热力能透达穴位，在贴近皮肤处用纸片隔住，以防烧伤。每穴每次用2段艾条，待火燃尽后取针，再加拔火罐，留罐10分钟。5次为1个疗程，疗程间隔2天。治疗期间避免患肢搬提重物及剧烈运动。

（三）艾条灸

1.取穴　阿是穴。

2.操作　患侧肘关节屈曲成直角，以阿是穴（肱骨外上髁压痛最明显处）为中心，均匀涂抹薄层依托芬那酯凝胶，直径覆盖整个外上髁，轻揉片刻，以皮肤红晕为度；接着将艾条一端点燃，距离皮肤约2cm，施以温和灸，以局部有温热感至红晕而无灼痛为准，每次20分钟，每日1次，10次1个疗程。

（四）隔姜灸

1.**取穴** 阿是穴（肱骨外上髁处最明显压痛点）。

2.**操作** 切取生姜数片，厚约0.2cm，直径约2cm，备用。患者坐位，屈肘90°左右，平放于桌面上，取姜1片平置于阿是穴上，将底部直径约1.3cm的艾炷置于姜片上，点燃艾炷，若烧灼感难以忍受可垫上一片姜，艾炷燃完，更换姜片再灸，共施灸3壮。灸后皮肤微显白色，约半日艾灸处起灸疱，灸疱小者让其自然吸收，灸疱大者可将灸疱刺破，擦去渗出液，外覆以无菌棉纱，嘱其注意保护，避免感染。一般灸疱2周后可结痂自愈。

（五）电针

1.**取穴** 阿是穴、患侧肘髎。

2.**操作** 常规消毒后，取1.5~2.5寸毫针6支，一针先直刺天应穴，然后在天应穴前后左右各旁开1寸处斜刺4针，再在肘髎穴直刺一针。捻转得气后按操作规范接电针治疗仪，将天应穴与肘穴作为一组；另一组为天应穴旁左右对称的两穴，5分钟后此输出线的两极更换为天应穴旁前后对称的两穴，每5分钟后交替更换1次。选用疏密波，频率每分钟18~26次，强度以患者能耐受为度。每针留针10~15分钟，每天1次，7~10天为1个疗程，休息3~5天，再行下1个疗程。

（六）中药药酒外敷配合艾灸

1.**药物** 红花50g、桃仁50g、当归50g、血竭50g、乳香50g、川乌50g、草乌50g、徐长卿50g、甘草50g、生姜10g、白酒500ml。

2.**操作** 密封浸泡上药1周后，滤汁。再用白酒将以上处理后的药物浸泡10天，滤汁。2份药酒混合在一起，加入樟脑10g、麝香1g，加水100ml，装瓶密封备用。使用时嘱患者取坐位，屈患肘，平放于桌面上，在患肘部找出最明显的压痛点，用10cm×10cm的6~8层纱布浸泡药酒后，敷于此处。再用艾条在敷料处悬灸20~30分钟，直至患者透热感明显或药酒敷料无明显水分时停止，嘱患者敷料无热感时将其取下。3次为1个疗程。

任务五 风 疹

一、概述

风疹是以皮肤上出现风团，伴有瘙痒为主症的病证，又称为"瘾疹"。其发生常与体质素虚，腠理不固，风邪侵袭，或食用鱼虾荤腥食物等因素有关。本病病位在肌肤腠理。基本病机是营卫失和，邪郁腠理。

本病相当于西医学的急、慢性荨麻疹，为过敏性皮肤病。

二、临床表现

本病主要表现为皮肤表面出现风团，发无定处，时发时退，伴有瘙痒，消退后不留痕迹。

急性者发病急骤，初起皮肤瘙痒、潮红，继则皮肤上突然出现大小不等、形状不一的皮疹，搔抓后疹块连片，其色或红或白，高出皮肤，边界清楚，发病迅速，消退亦快，消退后不留任何痕迹。慢性者常反复发作，缠绵难愈。

1.**风热袭表**　兼见风团色红，灼热剧痒，遇热加重，舌红，苔薄黄，脉浮数。

2.**风寒袭表**　风团色白，遇风寒加重，舌淡，苔薄白，脉浮紧。

3.**胃肠积热**　风团色红，脘腹疼痛，恶心呕吐，舌红，苔黄腻，脉滑数。

4.**血虚风燥**　风疹反复发作，午后或夜间加剧，口干，舌红，苔少，脉细数无力。

三、治疗

治法　祛风止痒，养血和营。

（一）毫针刺法

1.**主穴**　曲池、合谷、血海、委中、膈俞。

2.**配穴**　风热袭表加大椎、风池；风寒袭表加风门、肺俞；胃肠积热加足三里、天枢；血虚风燥加足三里、三阴交。呼吸困难加天突；恶心呕吐加内关。

3.**操作**　毫针浅刺，委中、膈俞可点刺出血。急性者每日1~2次，慢性者隔日1次。

（二）拔罐

1.**取穴**　血海、大椎、肺俞、风门、膈俞。

2.**操作**　在上述穴位拔罐，至局部皮下瘀血青紫色为度，每日或隔日1次，10次为1个疗程。

取神阙穴，拔火罐，留罐5分钟后起罐，反复拔3次，或用闪罐法，以局部充血为度。适用于急性荨麻疹，见效较快。

（三）隔姜灸

1.**取穴**　曲池、血海、三阴交、膈俞、百虫窝。

2.**操作**　按艾炷隔姜灸疗法操作。每穴每次各灸3~7壮，以灸处出现汗湿红晕现象为度，艾炷如黄豆大小，每日灸1~2次，至症状完全消失停灸。慢性者应多灸2~5次，以巩固疗效。

（四）穴位贴敷

1.**取穴**　曲池、风市、膈俞、血海。

2.**操作**　以羌活、防风、全虫、川芎、肉桂、银柴胡、乌梅、五味子、地龙等研磨配制成药物粉末待用。风寒型加麻黄、细辛；风热型加蝉衣、黄芩；胃肠积热型加大黄、厚朴、玄参、麦冬；血虚风燥型加黄芪、白术、首乌、当归。每3天贴1次，每次24小时内去药，连贴5次为1个疗程。

（五）中药熏蒸

1.**药物**　五味子、白术、防风、白芍、蛇床子、地肤子、苦参、苍术、透骨草各15g，黄芪30g，桂枝9g，干姜10g。

2.**操作**　加水1500ml，置熏蒸机蒸锅中，煮沸15分钟后，嘱患者坐入温度适宜的熏蒸机内。夏季熏蒸25~30分钟，冬季30~40分钟，每天1次，5~7次为1个疗程。

项目十二　妇儿科病证

📋 **项目目标**

1.掌握治疗临床常见妇儿科病证的中医适宜技术。

2.熟悉临床常见妇儿科病证的临床表现和辨证分型。

3.了解临床常见妇儿科病证的概念。

任务一　痛　经

一、概述

痛经是指妇女在经期或经期前后发生周期性小腹疼痛或痛引腰骶，甚至剧痛难忍，或伴有恶心、呕吐的病证。以青年女性为多见。其发生常与受寒饮冷、情志不调、起居不慎、先天禀赋、久病体虚等因素有关。本病病位在胞宫，与冲、任二脉及肝、肾关系密切。基本病机：实证是冲任瘀阻，气血运行不畅，胞宫经血流通受阻，不通则痛；虚证为冲任虚损，胞宫、经脉失却濡养，不荣则痛。

西医学中，痛经可分为原发性和继发性痛经两类。原发性痛经见于月经初潮后不久的未婚或未孕妇女；继发性痛经多见于子宫内膜异位症、急慢性盆腔炎、子宫颈口狭窄及阻塞等。

二、临床表现

（一）实证

本病实证主要表现为经前或行经期小腹剧烈疼痛，痛处拒按。

1.**寒凝血瘀**　兼见小腹冷痛，可放射到股内侧及阴道和肛门，得热则舒，经血量少，色紫暗有血块，舌淡胖苔白，脉沉紧。

2.**气滞血瘀**　小腹胀痛，可放射到胸胁、乳房，经行不畅，经色紫暗有血块，块下后痛减，舌紫暗或有瘀斑，脉沉弦或涩。

（二）虚证

本病虚证主要表现为行经期或经后小腹或腰骶部绵绵隐痛，痛处喜按。

1.肾气亏损 兼见腰骶部隐痛，经行量少、色红，伴头晕耳鸣，舌淡苔薄，脉沉细。

2.气血不足 小腹绵绵作痛，空坠不适，月经量少、色淡，伴神疲乏力，头晕眼花，心悸气短，舌淡苔薄，脉细弱。

三、治疗

治疗时实证以行气活血，调经止痛为主；虚证以调补气血、温养冲任为主。

（一）毫针刺法

1.实证

（1）主穴 中极、三阴交、地机、次髎、十七椎。

（2）配穴 寒凝血瘀加关元、归来；气滞血瘀加太冲、血海。

（3）操作 毫针泻法，寒凝者加艾灸。

2.虚证

（1）主穴 关元、足三里、三阴交、次髎、十七椎。

（2）配穴 肾气亏损加太溪、肾俞；气血不足加气海、脾俞。

（3）操作 毫针补法，可加灸。

（二）隔药饼灸

1.药物 五灵脂、蒲黄、延胡索、乌药、川芎、红花，将药物研成细分过筛，用黄酒调制成药饼扎数个小孔，晒干备用。

2.取穴 三阴交、神阙。

3.操作 将药饼置于穴位上，再用艾条施灸，使患者有温热感但无灼痛感为宜。每日一次，可连续治疗3~4个周期。

（三）中药熏洗

1.药物 青皮30g、乌药30g、益母草30g、川芎10g、红花10g。

2.操作 加水约2L，醋50ml左右，大火煮开，再用小火煎煮30分钟，等药冷却至50℃时，连药渣一起倒入盆中泡足，药液浸没踝关节为宜，如果药液不足，可加适量温水。足在药液中不停地活动，让足底接受药渣轻微的物理刺激，每次30分钟以上。

✖ **知识拓展** --

中医适宜技术对原发性痛经效果显著，对继发性痛经，应及时确诊原发病，施以相应的治疗措施。经期注意营养和卫生，宜保暖，忌食生冷及冒雨涉水，并需注意避免过度劳累。

治疗一般宜从来潮前一周左右开始，直至月经末期。连续治疗3~4个月经周期。

任务二 崩 漏

一、概述

崩漏是指妇女在非行经期间阴道突然大量出血或淋漓下血不断为特征的病证。其发病急骤，暴下如注，大量出血者为"崩"；发病势缓，出血量少，淋漓不净者为"漏"。崩与漏的出血情况虽不相同，但其发病机制是一致的，而且在疾病的发展过程中常相互转化，如血崩日久，气血耗伤，可变成漏；久漏不止，病势日进，也能成崩。故临床上常常崩漏并称。

本病的主要病机是冲任不固，不能制约经血，以致经血非时而下。实证多因素体阳盛或情志不遂，肝郁化火，或外感热邪或过食辛辣之品，致热伤冲任，迫血妄行，非时而下，遂致崩漏；虚证多因忧思过度，饮食劳倦，损伤脾气，统摄无权，冲任不固，或先天肾气不足或房事不节，损伤肾气，封藏失职，冲任不固，不能固摄血脉，以致经血非时而下，而成崩漏。

本病相当于西医学的无排卵型功能失调性子宫出血病，生殖器炎症和某些生殖器肿瘤引起的不规则阴道出血病。

二、临床表现

1.**肾阴虚证** 出血量少，淋漓不断，血色鲜红，质稠，头晕耳鸣，失眠盗汗，腰膝酸软，手足心热，颧赤唇红，舌红，苔少，脉细数。

2.**肾阳虚证** 出血量多，淋漓不尽，色淡质稀，腰膝酸软，畏寒肢冷，小便清长，大便溏薄，面色晦暗，舌淡暗，苔薄白，脉沉细弱无力。

3.**脾气虚弱** 经量多如崩，或淋漓不断，色淡质稀，神疲体倦，气短懒言，不思饮食，四肢不温，或面浮肢肿，面色淡黄，舌淡胖，苔薄白，脉缓弱。

4.**血热内扰** 经量多如崩，或淋漓不断，血色深红，质稠，心烦少寐，渴喜冷饮，头晕面赤，舌红苔黄，脉滑数。

5.**气滞血瘀** 量多或少，淋漓不净，血色紫暗有块，小腹疼痛拒按，舌紫暗或有瘀点，脉弦涩。

三、治疗

治疗以滋阴补肾，温经助阳，活血化瘀，固精止血为主。

（一）毫针刺法

1.取穴 关元、三阴交、血海、隐白。

2.配穴 肾阴虚加太溪、明谷；肾阳虚加气海、命门；脾气虚加脾俞、足三里、气海、百会；血热内扰加曲池、行间、大敦；气滞血瘀加合谷、太冲、中极。

3.操作 毫针刺法，肾阴虚者针用补法或平补平泻法；肾阳虚者针用补法并加灸；脾气虚弱者针用补法并加灸；血热内扰者针用泻法，隐白可施灸法；气滞血瘀者针用泻法。每日一次，留针20~30分钟。

（二）拔罐

1.取穴 三阴交、血海。

2.操作 针刺后拔罐，第一次针后拔双侧血海，留罐10~15分钟，第二次针刺后拔三阴交，留罐10~15分钟。每次针刺后拔一对穴，两穴可轮流使用。

（三）艾灸

1.取穴 隐白。

2.操作 用米粒大小的艾炷，分别置于双侧隐白穴上，点燃，待快燃尽时用拇指按压艾炷。每日灸3~4次，每次5壮，待出血停止后可继续灸2~3天。

（四）中药外敷

1.中药 人参20g、白术20g、益母草20g、升麻12g、马齿苋30g、三七10g。

2.操作 将药物研磨成细粉，瓶装密封备用，临用时取药粉10g，加适量水调和成团，涂于神阙，盖上纱布，医用胶带固定，2~3天换一次药，10次为一疗程。

任务三　疳　证

一、概述

疳证是以面黄肌瘦、毛发稀疏、腹部膨隆、精神萎靡为主症的病证。可由多种慢性疾患引起，一般常见于5岁以下的婴幼儿。其发生常与喂养不当、病后失调、禀赋不足、感染虫疾等因素有关。本病病位主要在脾、胃，可涉及心、肝、肺、肾。基本病机是脾胃受损，气血津液亏耗。

本病相当于西医学中小儿严重营养不良、佝偻病以及慢性腹泻、肠道寄生虫病等病。

二、临床表现

本病主要表现为精神疲惫，形体羸瘦，面色萎黄，毛发稀疏或干枯。

1. **疳气**　兼见大便干稀不调，性急易怒，不思饮食，唇舌色淡，脉细无力。

2. **疳积**　食欲不振或嗜食无度或喜食异物，肚腹鼓胀，甚则青筋暴露，时有腹痛，睡中磨牙，舌淡，脉细弦。

3. **干疳**　若形体极度消瘦，皮肤干瘪，大肉已脱，毛发干枯，啼哭无力，腹凹如舟，舌淡嫩，苔少，脉细弱，为重症疳积。

三、治疗

治法　健脾益胃、化滞消疳。

（一）毫针刺法

1. **主穴**　中脘、足三里、四缝。

2. **配穴**　疳气加太冲、章门、胃俞；疳积加天枢、下脘、三阴交；干疳加神阙、气海、膏肓。大便下虫加百虫窝。

3. **操作**　毫针刺法，针用补法，干疳者补泻兼施，四缝穴以三棱针或粗毫针点刺，挤出黄白黏液，每日一次，直至不再有黄白黏液挤出为止。

（二）耳压法

1. **取穴**　胃、脾。

2. **操作**　操作者用拇、食二指按压患儿两穴，以患儿感适宜为佳，按压时可感受到患儿耳部发红、发热，反复如此，时间为5~10分钟。

（三）中药贴敷

1. **药物**　生栀仁30粒、杏仁9g、白胡椒6g、蛋清1只、葱头7个、面粉1勺、丁香30粒、荷叶1片。

2. **操作**　将上述药物共研为细末，用高粱酒烧，蛋清调匀，荷叶为托，贴敷足心，患儿较大者，酌加剂量。注意忌食生冷、油腻、海鲜。

项目十三　五官科病证

📋 **项目目标**

1. 掌握治疗临床常见五官科病证的中医适宜技术。
2. 熟悉临床常见五官科病证的临床表现和辨证分型。
3. 了解临床常见五官科病证的概念。

任务一　过敏性鼻炎

一、概述

过敏性鼻炎又称变应性鼻炎，由各种特异性过敏原所引发，是全身性变态反应性疾病的一种。临床主要表现为阵发性鼻内奇痒，痉挛性喷嚏，鼻塞，鼻流清涕，嗅觉障碍等。另外一型由非特异性的刺激所诱发，无特异性变应原参加，不是免疫反应过程，但临床表现与上述过敏性鼻炎相似。

本病属中医"鼻鼽"的范畴。中医分析本病多因肺气亏虚，卫气不固，外感风寒之邪，导致肺气失宣，鼻窍不利而为病。

二、临床表现

1. 寒饮犯肺　阵发性鼻痒、流清涕，遇冷风发作，发作喷嚏频作不已，恶风，易感冒，面色淡白，鼻黏膜淡白或灰暗、水肿。舌质淡，苔薄白，脉细紧。

2. 脾肺气虚　发作突然，鼻痒、喷嚏多、流清涕，遇冷风或气候变化易于发作，鼻黏膜色淡、水肿。或伴少气懒言，容易感冒，或有眼睛、皮肤发痒，或伴头重头昏，四肢困倦，纳差，舌质淡或有齿痕，苔薄白，脉弱。

3. 郁热熏蒸　发作性鼻痒、喷嚏、流清涕，鼻塞，鼻黏膜苍白而肿或偏红。平时鼻干气热，或鼻前孔处色红，口苦咽干，小便黄，大便干结，或皮肤红疹发痒，白睛色红发痒，舌尖红，苔薄黄，脉实有力。

三、治疗

治法　温肺散寒，健脾化饮，祛风清热止涕。

（一）毫针刺法

1.主穴 印堂、鼻通、迎香、肺俞、合谷。

2.配穴 寒饮犯肺加风府、风池；脾肺气虚加脾俞、肾俞、足三里、三阴交；郁热熏蒸加内庭、曲池、行间；阴虚加关元、太溪；阳虚加肾俞、关元。痰热加丰隆、内庭。

3.操作 毫针刺法，实证针用泻法，虚证针用补法。每次30分钟，期间行针1次，每天1次，10天为1个疗程。

（二）艾灸

1.取穴 印堂、上星、百会、身柱、膏肓、命门、肺俞、足三里、三阴交。

2.操作 每次取3~4个穴位，艾条悬灸15~20分钟，至局部发热微红为度，每日一次，7~10次为1个疗程。

（三）中药贴敷

1.药物 乌梅、白芥子、细辛、辛夷、补骨脂、肉桂各等份。

2.操作 上药研细末，取适量的鲜姜汁调制成饼状贴敷于神阙穴，药饼大小视患者肚脐大小而定，以覆盖整个肚脐为度，然后用胶布固定，24小时取下，每3天贴1次，1个月为1个疗程，间隔1个月再行第2个疗程，连治3个疗程。

（四）熏洗疗法

1.药物 辛夷15g、金银花15g、蝉蜕15g、蒲公英10g、紫花地丁10g、防风10g、黄芩10g、白鲜皮10g、丹皮8g、菊花8g、白附子8g、桂枝8g。

2.操作 每日1剂，煎取500ml，趁热用药液蒸气熏鼻，熏蒸时患者应尽量深吸气，使药蒸气进入鼻腔内，待药温适宜时用纱布蘸药液清洗鼻腔，每日熏洗3次，连续15~20天。

任务二　鼻　衄

一、概述

鼻衄是以鼻出血为主症的病证。出血量大者称"鼻洪"，妇女经期鼻出血称"倒经"。其发生常与外感风热、过食辛辣、情志不畅等因素有关。本病病位在鼻窍，与肺、胃、肝、心等关系密切。基本病机是火热气逆，迫血妄行，或阴虚火旺，气不摄血。

二、临床表现

本病主要表现为鼻出血或涕中带血。

1.**肺经风热** 兼见鼻燥咽干，或身热咳嗽，舌红，苔薄黄，脉浮数。

2.**胃经实热** 血色鲜红，烦渴引饮，胸闷烦躁，口臭便秘，舌红，苔黄，脉洪数。

3.**肝火上逆** 头痛眩晕，目赤口苦，烦躁易怒，舌红苔黄，脉弦数。

4.**心火亢盛** 身热口渴，尿赤，口舌赤烂，舌红苔黄，脉数。

5.**阴虚火旺** 口燥咽干，五心烦热，舌红少苔，脉细数。

6.**脾失统血** 面色少华，神疲倦怠，夜寐不宁，心悸怔忡，食少便溏，舌淡苔白，脉缓弱。

三、治疗

治法 清热泻火，凉血止血。

（一）毫针刺法

1.**主穴** 迎香、上星、天府、孔最。

2.**配穴** 肺经风热配鱼际、少商；胃经实热配内庭、二间；肝火上逆配行间；心火亢盛配少府；阴虚火旺配太溪、涌泉；脾失统血配隐白、足三里。

3.**操作** 天府、孔最均双侧同取，行提插捻转泻法，以局部酸胀或针感向上走窜为度。配穴中少商可点刺放血，隐白可用灸法。

（二）穴位贴敷

1.**药物** 大蒜或吴茱萸粉。

2.**操作** 大蒜捣烂，或用吴茱萸粉调成糊状敷于同侧涌泉穴上，有引火下行的作用，以协助止血。

（三）耳针法

1.**耳穴** 内鼻、肺、胃、肾上腺、额、肝、肾等穴。

2.**操作** 毫针刺，或用埋针法、压丸法。

任务拓展

请扫描二维码，查看相应PPT，完成相关练习题。

PPT10　　PPT11　　PPT12　　PPT13　　习题

参考文献

［1］梁繁荣，王华.针灸学［M］.5版.北京：中国中医药出版社，2022.

［2］杨龙，周经钰.中医适宜技术［M］.北京：人民卫生出版社，2018.

［3］周少林.中医学［M］.2版.北京：中国医药科技出版社，2022.

［4］王富春.刺法灸法［M］.2版.上海：上海科学技术出版社，2009.

［5］沈雪勇，刘存志.经络腧穴学［M］.5版.北京：中国中医药出版社，2021.

［6］高树中，翼来喜.针灸治疗学［M］.5版.北京：中国中医药出版社，2021.

［7］吴勉华，石岩.中医内科学［M］.5版.北京：中国中医药出版社，2021.